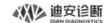

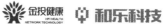

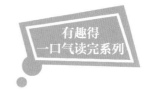

有趣得
一口气读完系列

GREAT BREAKTHROUGHS
IN MEDICINE

爆炸医学史

[英] 罗伯特·斯奈登◎著　　芦东昕　李力　李青峰◎译
（Robert Snedden）

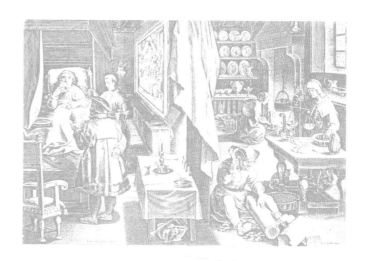

U0233202

电子工业出版社·
Publishing House of Electronics Industry
北京·BEIJING

目　录

第一章
理性崛起

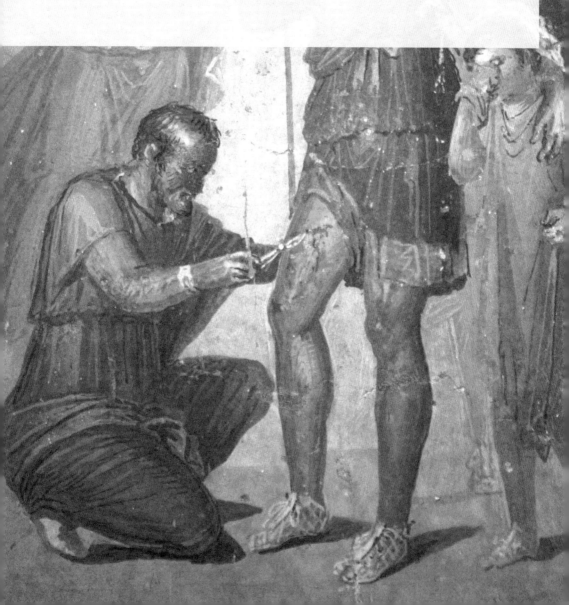

理性崛起

理性医学发展时间线

理性医学发展时间线	
公元前 43 万年 —公元前 4 万年	古人类通过巫术来治疗一些疾病。
公元前 1 万年	新石器时代的人类通过在头骨上钻孔来治愈患者。
公元前 2150 年 左右	出现了伤口处理的方法，比如在伤口上涂抹啤酒和药膏。
公元前 450 年	古埃及人认为人体由血管系统控制，并开始使用手术刀、镊子和探针等基础医疗设备。
公元前 5 世纪	古希腊的第一所医学院建立于克尼多斯（Knidos）。
公元前 4 世纪	希波克拉底（Hippocratic）成立了希波克拉底医学院，并留下了著名的《希波克拉底誓言》。
公元前 300 年	在古埃及的亚历山大医学院成立。克劳迪亚斯·盖伦（Claudius Galen）被称为古代世界最具影响力的医学学者之一，他将医疗重点放在了观察患者及其症状上。

　　纵观历史，人类一直致力于摆脱疾病和伤痛。当我们受到伤病的威胁时，脑海中总会浮现出两个问题：我们为什么会生病? 我们该怎样治疗呢? 通过梳理医学发展的历史将为这两个问题的回答提供突破口。

医学与巫术

迄今为止，我们依然没有充分的直接证据能使我们完全确认古人类的生活方式，现有的少量证据也只是来自对古代墓葬遗址发掘的遗体（如骨头和牙齿）进行的研究。随着科学技术的日渐精进，电子显微镜和DNA技术等的出现，为我们研究古人类打开了新的大门。例如，对尼安德特人（Neanderthals）骨骼的研究表明，尼安德特人获取的蛋白质大多源于大型动物，而对他们牙齿的研究表明，他们也食用各种各样的植物。

▼对于古人类来说，寻找食物是十分危险的，他们可能会因此受伤

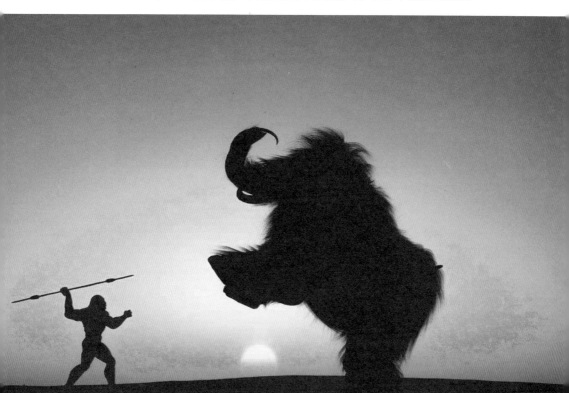

关于尼安德特人灭绝的原因，其中一种推论是来自非洲的现代人将某种新的疾病带到了欧洲，尼安德特人便成了这种疾病的受害者。然而，对常见致病生物的基因研究和对尼安德特人及其他早期人种的 DNA 研究表明，很多疾病都与古人类有关。

大多数疾病影响人体的软组织，对遗骸的骨头和牙齿的研究可以为推断古人类的健康状况提供一定的线索。研究员可以通过遗骸的骨头来判断类似骨折和脱位一类的损伤，还可以推断某些古人类生前的疾病，比如关节疾病等。

从现有的证据（断肢的复位和愈合、利用骨针进行伤口的缝合等）中，我们可以推测，当古人类处理伤口时，他们具有一定的治疗和用药的技能。这些技能大部分是通过反复尝试得出的。通过简单的观察，人们能够找到一些治疗的方法。

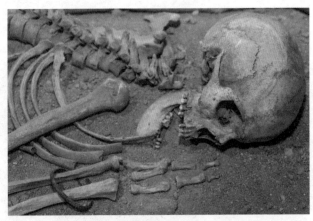

对古人类遗骸的检测可以获取有关他们疾病的信息

宗教和巫术可能在古人类的疾病治疗中发挥了重要的作用。患者的生活方式和家族史很少在治疗中被考虑到。若有人患了严重的疾病，通常会被认为是亵渎神明的结果，或中了某个黑巫师的咒语。

对于古人类来说，对于这种严重的疾病，他们唯一的治疗方法就是举行合适的宗教仪式。

宗教和巫术为无法被理解的事物提供了解释。当地的萨满通过特定的姿势和咒语，可能会让患者"感觉"病情好转。这些仪式都是在对其功效深信不疑的情况下进行的，这种"安慰剂效应"也是被现代医学所认可的。

如今的治疗当然不会再在患者的头骨上钻孔了。而对出土于公元前 1 万年左右的古人类遗骸的研究表明，人类从新石器时代就开始使用一种尖锐的工具，从患者的头骨上钻出一个深的凹槽来治疗疾病。当这个凹槽足够深时，便可以从头骨上分离出骨头碎片。现代学者推测，患者之后可能会像佩戴"护身符"一样佩戴这块骨头碎片。

至今我们仍不能确定为什么古人类会使用如此痛苦的治疗方法。无论什么原因，从出土的古人类头骨上的愈合痕迹来看，患者确实从这令人毛骨悚然的治疗中活了下来。

早期人类文明

随着农业的发展，人类从流浪的游牧生活发展为定居的农耕生活，这为人类带来了许多好处，但同时也引发了一些问题。人类和动物生活在同一片土地上，大大提高了疾病传播的概率。

若没有定居的部落群体，就不会有所谓的流行病。流行病若要发生，首先，必须有足够多的人来传播这种疾病；其次，需要携带这种疾病的人从一个人类聚居的地方去到另一个人类聚居的地方，进一步传播疾病。商人和士兵会经常游走于各个地方，若他们身上携带着某种疾病，这种疾病就会随着他们被传播到各个地方去。

随着人类文明的发展，我们得到了更多关于医疗标准的知识。最早的书面记载来自美索不达米亚平原的《汉谟拉比法典》，它颁布于距今约 3700 年前，使用古巴比伦语书写，其中记载了医生的责任、操作规范和奖惩制度。例如，只有创伤、骨折和脓肿可以用外科手术来治疗；如果在治疗中患者死亡，那么医生受到的惩罚有可能是失去一只手。一块可追溯到公元前 2150 年的苏美尔泥版记载了如何用啤酒来清洗伤口，以及如何敷用由红酒残渣和蜥蜴粪便制成的药膏。

亚述人详细记载了以植物、动物、矿物质等为原材料的 230 种治疗疾病的方法，这表明在史前文明时期可能就已经创立了一套完善的医学知识体系。在这些治疗疾病的方法中，有一些流

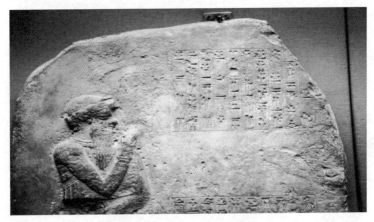

记录《汉谟拉比法典》的石碑

传了下来，并作为民间偏方或草药药方沿用至今。古希腊历史学家希罗多德（Herodotus）在约公元前 450 年的著作中提到，古巴比伦人习惯将患者安置于街头，这样来往的路人都可以对如何治疗这些患者提出建议。

古埃及人所记载的药物成分很多在现在的药店中已经找不到了，如河马的脂肪和油炸小鼠。古埃及人认为，人体是由血管系统控制的。就像河道需要清理一样，这些血管也需要保持"清洁"，以保证血液顺畅地流入身体的各个部位。古埃及的外科医生会治疗外伤、骨折，也会做一些摘除囊肿和切除疖子之类的手术。他们的手术用具包括各种各样的解剖刀、手术刀、手术钳和探针。此外，他们也会佩戴他们认为会驱逐邪灵的"护身符"。除了掌握病灶的处理知识，咒语也是古埃及外科医生需要掌握的技能之一。

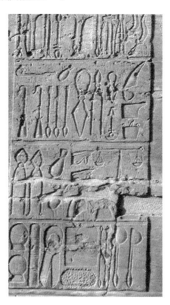

古埃及的一些手术工具对于现在的外科医生来说也是很熟悉的

古希腊的医学哲学家

和其他古文明一样，古希腊人认为健康和疾病都掌握在神的手中，他们的许多治疗疾病的方法都是从古埃及和美索不达米亚平原那里学来的。他们建立了许多供奉着阿斯克勒庇俄斯（希腊神话中的医神，阿波罗之子）的神庙，供人们前去膜拜。

古希腊的文明开始与其他文明产生差异是从古希腊人对自然界感兴趣开始的，他们开始寻找解释自然现象的原理。生活在公元前 6 世纪的伟大数学家毕达哥拉斯（Pythagoras）是最早对医学感兴趣的古希腊思想家之一。他认为所有的事情都存在着平衡或对立——比如健康取决于身体的平衡，包括干与湿的平衡等。

恩培多克勒（Empedocles）认为宇宙中的一切都是由四种元素组成的——水、火、土和空气。他的四元素理论在很长时间里都有非常高的认可度，同时也深刻地影响了医学的发展。

公元前 5 世纪，科斯岛医学院和克尼多斯医学院成立。科斯岛医学院着重于培养全科医生，而克尼多斯医学院着重于培养专科医生。比如，克尼多斯的专科医生可以分辨出 12 种不同的膀胱疾病。

德尔菲神庙的圣人

古希腊人相信太阳神阿波罗可以治愈疾病或用疾病来惩罚人类。神的旨意由德尔菲神庙的圣人来传达，古希腊人认为德尔菲神庙是地球的中心。神庙中的圣人是一位女性，她会进入一个房间，吸入从地球裂缝中散发出的蒸汽，这种蒸汽会使她陷入一种"恍惚"状态，有时候也会使她发狂。2001年，科学家对该地进行了实地调查，发现室内的地下水含有乙烯等化学物质，在吸入后会刺激人的神经，并产生令人欣喜的快感，但是过量吸入会致命。

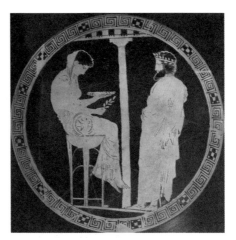

德尔菲神庙的圣人

在医学院成立后，医生开始从疾病的物质层面而不是超自然层面去寻找病因和治疗方法，古希腊的内科医生开始对人体产生兴趣，并开始探索疾病的症状和治疗方法之间的关系。克尼多斯的医生更多地将注意力集中在疾病上，而不是患者身上；科斯岛的医生却恰恰相反，他们更关注患者本身而非疾病，这点深受希波克拉底的影响。

古希腊医学的一个显著特征是，患者可以通过做一些事情来改善他们的状况，而不仅仅是等待神灵的眷顾。比如，通过改变饮食习惯，患者的症状也许就可以得到缓解。古希腊人还意识到，通过锻炼和良好的饮食习惯，他们可以变得更加健康，从而降低罹患疾病的风险。

"医学之父"

被尊为"医学之父"的希波克拉底（公元前 460 年—公元前 370 年）是一名教师兼医生，也是西方医学的奠基人。欧洲的很多地方都有过他的身影。我们对他的生活知之甚少，更有人认为希波克拉底只是个化名。

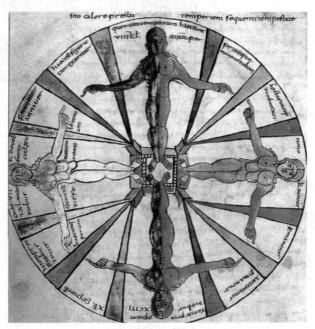

古希腊人认为万物皆由四种元素组成：空气、土、火和水

希波克拉底和他的门徒们不相信宗教和巫术，他们相信自然和科学的力量，并从中去寻找消除疾病的方法。希波克拉底的核心思想在于仔细观察患者的症状，并根据患病原因进行治疗。希波克拉底提出了自然愈合的方法并要求医生与他配合共同治疗患者。他发现身体可以通过提升其正常功能来抵抗某些疾病（例如发烧）。希波克拉底改变了当时医学中以宗教和巫术为根据的观念，这是里程碑式的进步。

希波克拉底和他的门徒们带来了一种新的医学思想，对医学发展产生了重大影响

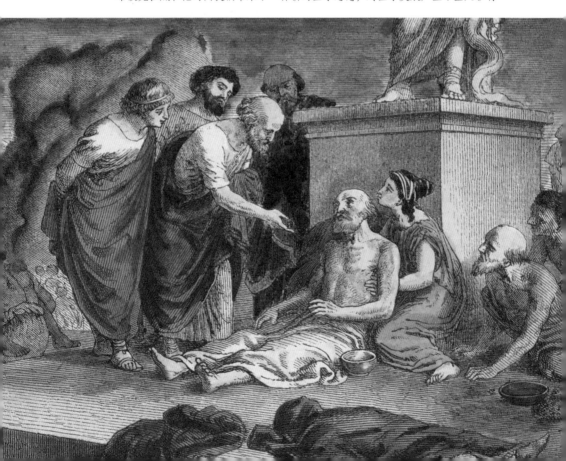

《希波克拉底文集》

希波克拉底基于逻辑、观察和谨慎的怀疑论的医学理论，主要思想体现在《希波克拉底文集》的第一句中：

生也有涯，知也无涯，

机遇转瞬即逝，

实验危险，

判断困难。

希波克拉底想说的是，掌握技能需要一个漫长的过程，一生的时间可能都不够。医生不仅要准备好去做自己应该做的事情，还要处理好医患关系。在《希波克拉底文集》中最著

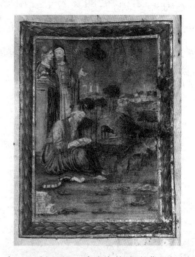

中世纪刻印版《希波克拉底文集》插图

名的作品便是《希波克拉底誓言》，这是已知的第一个医学伦理宣言。希波克拉底认为道德是医生最重要的属性之一。他所提倡的保护隐私、尊重生命等原则，至今仍被视为医学行业道德的要求。

体液学说

希波克拉底提出了体液学说，这一理论成了后来几个世纪的医学思想支柱。体液学说基于人体的体液系统，体液系统的平衡直接影响着人体的健康。希波克拉底认为，人的肌体是由血液、黏液、

黄胆汁和黑胆汁这四种体液组成的。希波克拉底将人体的四种体液和恩培多克勒的四元素理论进行了类比。

根据古希腊医学，人类健康的身体内有大量的热量和水分。身体最重要的器官是心脏、大脑和肝脏，这些器官分别是干热的、湿冷的和湿热的。由于不同的体液在人体内所占的比例不同，人的体质和性格也不同：乐观（血液质）——开朗乐观；冷漠（黏液质）——平静，也

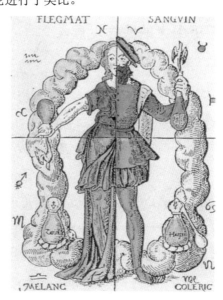

希波克拉底医学理论的基础是体液学说

许有一点迟钝；胆怯（黄胆汁质）——脾气暴躁；忧郁（黑胆汁质）——悲伤或沮丧。某一种或几种体液过盛不仅会让人生病，而且会在性格中体现出来。基于这一理论，治疗疾病的重点就在于恢复体液的平衡。于是，医生开始着重于研究患者的哪一种体液失衡了，并通过干预将其调整回平衡状态。具体的干预方法包括让患者做更多的运动和改变饮食结构，更激进的方法有催吐、灌肠、放血和起泡。

在希波克拉底之后的一个世纪里，亚里士多德（Aristotle）的研究也对医学产生了巨大影响。

亚历山大的医学发展

公元前 300 年，在古埃及的亚历山大，一所超越科斯岛医学院和克尼多斯医学院的医学院成立了。这所医学院吸收了古希腊的医疗方法，同时也结合了古埃及的医疗实践经验。

亚历山大成了当时世界医学研究的中心。在此之前，医学技术通过"了承父业"的方式传承。有追求的医生通过观察患者不断学习并积累经验。在亚历山大医学院，医学技术的传承方式从"子承父业"转变为老师带领学生学习和研究。

希罗菲卢斯（Herophilus，公元前 330 年—公元前 260 年）是亚历山大医学院最杰出的医学家之一，并在之后建立了自己的医学院。他不仅在解剖学和生理学方面做出了巨大的贡献，而且是脑科学和神经学方面的先驱。亚里士多德认为心脏是控制人体的器官，而希罗菲卢斯通过对大脑、脊柱和神经之间的关联进行研究，指出大脑才是人体的控制器官。希罗菲卢斯还研究了眼部解剖和生殖系统。

亚历山大医学院在之后的 600 多年间，在许多方面都充当着古希腊希波克拉底医学和罗马帝国医学"沟通桥梁"的作用。

出生于古希腊帕加玛的盖伦是后来的佼佼者之一。公元 157 年，当他从亚历山大医学院毕业后，成了帕加玛角斗士学校的外科医生。盖伦治疗过各种严重外伤，这进一步加深了他对解剖学的理解。后来，他去古罗马找到了新的天地，声名鹊起。

在他的职业生涯中，他曾担任过三位皇帝的医生，并在业余时间撰写了许多书籍，这也让盖伦成了当时最有声誉和影响力的医学家之一。

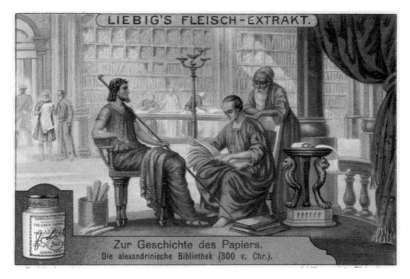

亚历山大图书馆想象图

盖伦的思想深刻影响了后来的西方医学。在希罗菲卢斯研究的基础上，盖伦对大脑、颅神经和脊髓进行了详细的解剖学和生理学分析。和希波克拉底一样，盖伦也非常重视观察患者及其症状，并且是最先建议将脉搏监测作为辅助诊断的人之一，这也是现代医疗

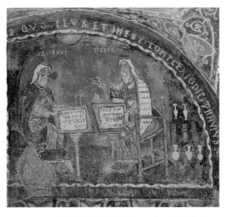

13 世纪关于盖伦和希波克拉底的壁画

的标准诊疗程序。

在盖伦去世后，阿拉伯学者保留了他的大部分作品，并在中世纪早期将其重新引入西方。在文艺复兴时期，即便盖伦的理论开始受到质疑，但他依然在欧洲医学界中占有一席之地，并深远地影响着医学的发展。

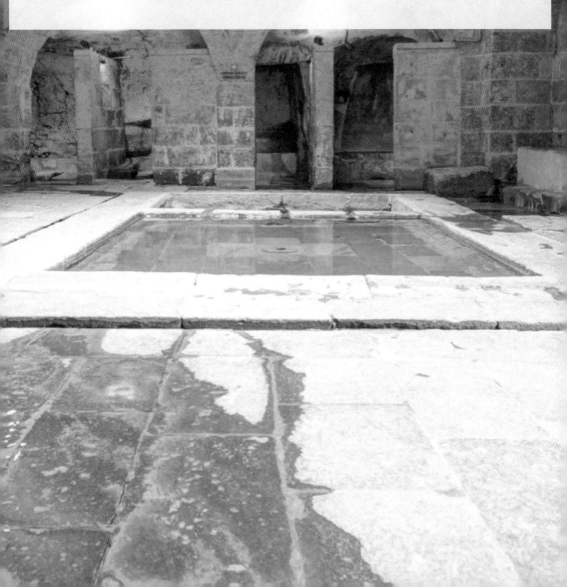

第二章

公共卫生

公共卫生

公共卫生发展时间线

公共卫生发展时间线	
公元前 8000 年—公元前 7000 年	坐落于泉眼和淡水绿洲附近的耶利歌城是已知最早的人类据点之一。
公元前 2000 年—公元前 1000 年	在克里特岛，人们建立了一个带有排水装置的供水系统。
公元前 8 世纪—公元前 3 世纪	阿斯克勒庇俄斯受到追捧，人们在热泉和矿泉的泉眼旁边建立了神庙和水疗中心。
公元前 600 年	古罗马人建造下水道、公共厕所、浴室和渡槽，并制定了污水和废水处理的法律。
公元前 3 世纪—公元前 2 世纪	古罗马被称为"archiatri"的医生为支付不起医疗费用的公民免费看病。
公元 537 年	哥特人攻陷了古罗马并摧毁了其公共设施。古罗马的陷落也导致公共卫生水平的下降。
1346 年—1353 年	黑死病导致欧洲 60%的人口死亡。人们采取了新的措施来提升公共卫生水平。

　　流行病学是研究疾病防治的医学分支，是人类在不断同疾病斗争的过程中发展起来的。流行病学研究了公共卫生问题和疾病的起因与影响，为制定公共卫生政策提供了参考。

洁净的生活

自从人类文明出现，人们就意识到了洁净的水源的重要性。耶利歌城是已知最早的人类据点之一，可追溯到公元前 8000 年到公元前 7000 年。它是在泉眼和淡水绿洲旁建立起来的。考古学家还在青铜时代早期的城市摩亨朱-达罗城发现了水井、水管和厕所的遗迹，它位于现在的巴基斯坦境内。

如果一个社区想要蓬勃发展，那么维持良好的卫生状况是至关重要的。虽然当时人们对于健康与疾病之间的关系并没有理解得很深入，但是他们依然举行了很多普及洁净重要性的宗教仪式。许多文明在出现的早期就将洁净与对神的虔诚联系了起来。例如，古巴比伦宗教法明文规定，禁止在垃圾场和墓地附近挖掘饮水井。

最早的证据表明，欧洲的一个带有排水装置的供水系统，是在公元前 2000 年—公元前 1000 年克里特岛米诺斯文明时期建造的。

古希腊人无疑了解生活方式与健康之间的关系。生活在公元前 5 世纪克罗顿的阿尔克迈翁（Alcmaeon）是最早将水质和人类健康联系起来的人之一。而"医学之父"希波克拉底还被认为是第一位流行病专家。在一篇题为《论风、水和地方》（*On Airs, Waters, and Places*）的文章中，希波克拉底提出环境和生活方式可能会与疾病的产生和蔓延有很大关联。希波克拉底也是第一位将流行病（来自外部人群并且不是持续出现的）和地方病（在本地人群中出现的）区分开来的人。

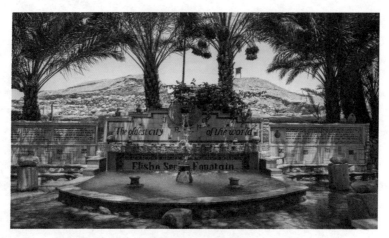

耶利歌城的艾丽莎泉

随着古希腊文明的扩张和新殖民地的建立，《论风、水和地方》一文更是为殖民地的选址提供了参考。新殖民地的选址不仅要满足宗教和军事的需求，而且还要考虑居民的健康问题。居住场所应该建在阳光更充足的高地上，而非建在沼泽等低地上。

医神——阿斯克勒庇俄斯

人们对医神阿斯克勒庇俄斯的崇拜可以追溯到公元前 8 世纪的古希腊。阿斯克勒庇俄斯很可能曾是某个具体的历史人物，以医术闻名，后来其人物形象则被神化了。荷马（Homer）在《伊利亚特》（*The Iliad*）中曾提到阿斯克勒庇俄斯和他的儿子玛卡翁

（Machaon）及波达利奥斯（Podalirios），但他们肯定不是神。随着阿斯克勒庇俄斯的追随者的增加，他被尊为神，是太阳神阿波罗的儿子，据说他从凯龙半人马那里习得医药知识。

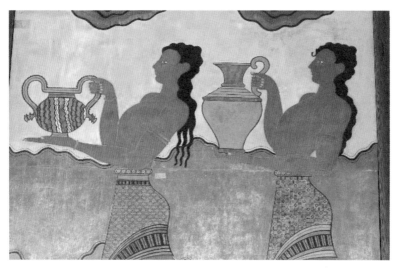

克里特岛克诺索斯宫殿的传水员

患者会去为阿斯克勒庇俄斯建造的神庙中寻求治疗。埃皮达鲁斯（Epidaurus）的阿斯克勒庇俄斯神庙建于公元前 6 世纪，是古代世界最重要的水疗中心之一，它吸引了来自古希腊各地的朝圣者。

公元前 3 世纪，对阿斯克勒庇俄斯的崇拜蔓延到了古罗马，在那里他被称为"医神"。而供奉他的神庙发展成了一流的水疗中心，并

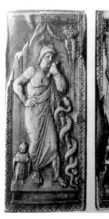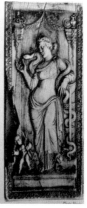

这对象牙雕塑上的人物是阿斯克勒庇俄斯（左）和他的女儿"健康女神"（右）

配有旅馆、浴室和体育馆。这些神庙大多建立在热泉和矿泉的泉眼旁边。

古罗马

古罗马是古代世界最大的城市之一。在奥古斯都统治时期，这座城市已经有大约 100 万人。在城市建立的早期，它的供水主要来自水井和蓄水池收集的雨水。当这些水已不足以供给整个城市时，古罗马的第一条渡槽——16.6 千米长的阿皮亚水渠于公元前 312 年被建成。在接下来的 500 年间，十余条渡槽被相继建立起来。渡槽的总容量尚不明确，据估计，它们每天可以为古罗马的 100 万左右的居民提供约 180 升的水。

和其他城市一样，古罗马有一套污水处理系统。古罗马最大的下水道——马克希玛下水道，可能早在公元前 600 年就已经被建成了。最初它是一条露天的下水道，后来逐步被扩建。直到今天，它依然是现代罗马排水系统的一部分。

在罗马帝国达到兴盛的顶峰时，古罗马人已经将公共卫生设施建到了欧洲西部、南部，中东和北非的一些地区。古罗马人还发明了大型公共厕所、下水道、设备齐全的公共浴场和令人惊叹的淡水供给设备。不仅如此，古罗马人还制定了关于要求各城镇处理街道污水和废水的法律。

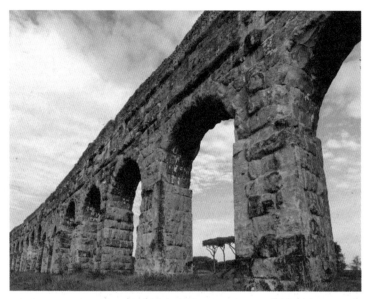

古罗马的第一条渡槽——阿皮亚水渠

直到奥古斯都统治时期，罗马帝国都没有一个单独负责供水的机构，因此渡槽经常失修。奥古斯都设立了一个水委会来补救这种状况。古罗马的市政官则负责浴场的修缮工作并维持浴场秩序。到了尼禄皇帝统治时期，市政官进一步负责管理街道，并维持市场秩序，以防止兜售变质食品等状况发生。

浴场真的有益吗？

众所周知，古罗马人为建设公共卫生设施付出了巨大的努力，其排水系统和渡槽远近闻名，输水管道将清洁的水输送到公共浴场和公共厕所中。但是它们对提高公共卫生水平有效吗？令人惊讶的是，剑桥大学最近的考古研究表明，古罗马时期的痢疾等肠道寄生虫疾病的发生率相比于之前的铁器时代反而上升了。可能是因为寄生虫在浴场温暖的水中可以很好地繁殖，而水的换新速度又不快。因此研究人员认为，古罗马浴场对于健康并没有很大的益处。

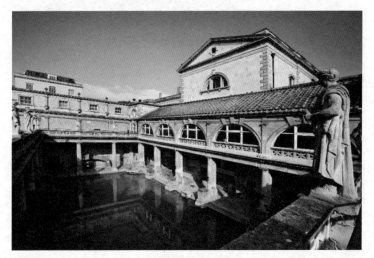

巴斯的浴场

职业与健康

古罗马人意识到了某些职业与健康风险之间的联系。一些作家，包括马夏尔（Martial）、尤维纳利斯（Juvenal）和卢克莱修（Lucretius），都提到了硫黄工人、金矿工人和铁匠所面临的健康风险。

盖伦了解矿工所面临的职业危害，他去塞浦路斯岛拜访了提取硫酸铜的矿工。据记载，他几乎被那里的恶臭熏倒了，而那里的工人因为衣服被酸雾腐蚀殆尽，只得裸体工作。那里的工人几乎没有采取任何防护措施，只有一些机智的工人使用动物的膀胱作为面具来抵挡灰尘和烟雾。

医疗条款

公元前 3 世纪，古希腊医生在古罗马备受追捧。然而，只有富裕的公民才能看得起医生，贫困的人们只能像从前一样依赖民间偏方。到了公元前 2 世纪，古罗马人建立了公共医疗服务。被称为"Archiatri"的医生遍布于主要的城镇，他们向较为贫穷的公民提供

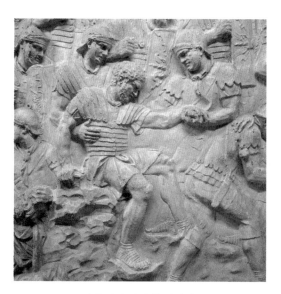

受伤的士兵在接受治疗

有偿医疗服务，对那些付不起医疗费用的公民免费提供服务。政府还鼓励"Archiatri"医生招收、培养医学学生。安东尼·庇护（Antoninus Pius）皇帝下令小城镇至少要配有 5 名医生，中等城市至少要配有 7 名医生，而大城市的医生数量不能少于 10 名。

除了"Archiatri"医生，古罗马还有私人医生。像盖伦一样的私人医生早期在角斗士学校工作，有些私人医生在公共浴场工作，还有一些私人医生为支付年费的家庭提供服务。

古罗马于公元前 1 世纪左右开始建造为奴隶治病的医院，公民也可以免费在这里接受治疗。它的内部结构与现代医院类似，走廊的两侧有许多小房间，路过的游客也可以在这里过夜。除了这种公共医院，古罗马也在战略要地建立了军事医院。

衰 落

随着罗马帝国的衰落，公共医疗的水平也有所下降。在公元537 年哥特人袭击古罗马之后，城市的渡槽受到严重损毁，在之后两百年内一直没有被修复。同样地，古罗马的医院和公共浴场也因为没有人维护而年久失修。

随着罗马帝国的衰落，整个西欧地区又开始重新依靠宗教和巫术来治疗疾病。

古希腊和古罗马的医学知识通过东罗马帝国的首都拜占庭（后来称为君士坦丁堡）传到东边的阿拉伯人那里。到 10 世纪时，古希腊留存下来的医学著作被翻译成了阿拉伯语和其他中东地区的语言。穆斯林学者将他们自己的创新思想和发现补充到医学著作中，并将其保存在巴格达的智慧之家（House of Wisdom）。正因如此，古希腊和古罗马医学知识和理论在文艺复兴时期才能够重新回到西方世界中。

瘟疫年代

在欧洲中世纪时期，两次瘟疫席卷欧洲。其中一次瘟疫是发生于公元 541 年到公元 542 年的查士丁尼瘟疫，在东罗马帝国造成了 2500 万至 5000 万的人口死亡，也加速了东罗马帝国的灭亡。另一次瘟疫是黑死病，在 1346 年至 1353 年间导致了欧洲 60%的人口死亡。

中世纪欧洲城市极差的卫生条件和过度拥挤的环境成了流行病的"温床"。薄弱的公共卫生设施使这些欧洲城市几乎没有防御疾病的能力，人们对于疾病的致病机制和传播途径也知之甚少。

▼智慧之家是巴格达最主要的医学学习中心

已知的最早记载公共卫生干预措施是隔离麻风病患者。1175年，英国教会禁止麻风病患者与健康的人一起生活。1179年，东罗马帝国颁布了一项法令，规定麻风病患者聚集地应拥有自己的牧师、教堂和墓地，麻风病医院应建在远离城镇的偏远地区。1350年，至少建立了320所医院和隔离场所用于隔离麻风病患者。

同样的隔离措施也被用在了14世纪黑死病患者的身上。隔离已知和疑似黑死病患者是当时采取的防止黑死病传播的主要措施。然而，这些措施的效果微乎其微，因为黑死病是通过跳蚤进行传播的。1348年，威尼斯人为入港的船只设置了40天的隔离期来防止黑死病传播，这项措施很快被其他港口采用。还有一种经常被采用的措施是设立警戒线，禁止任何来自其他城市的人员或货物来往。

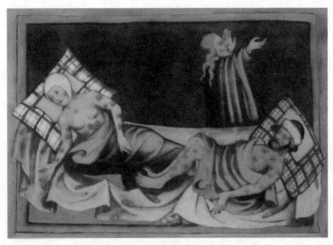

15世纪《圣经》里描绘的黑死病患者

黑死病的出现推动了欧洲各地进行旨在改善公共卫生条件的改革。在卫生委员会的推动下，欧洲各个城镇开始实施各种措施，包括保证街道清洁、废物统一处理和保障供水卫生等，欧洲终于重新回到了在一千多年前的罗马帝国时期就已经达到的卫生标准。与此同时，人们开始提出防控疾病传播的新方式，至此，从古希腊时代起就占据主导地位的旧方式开始受到质疑。

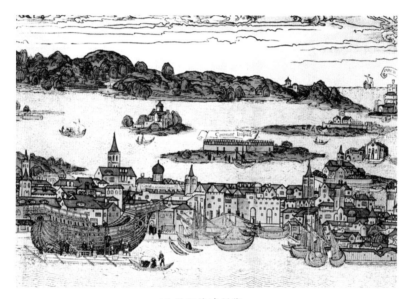

14 世纪的威尼斯

第三章

寻找病原

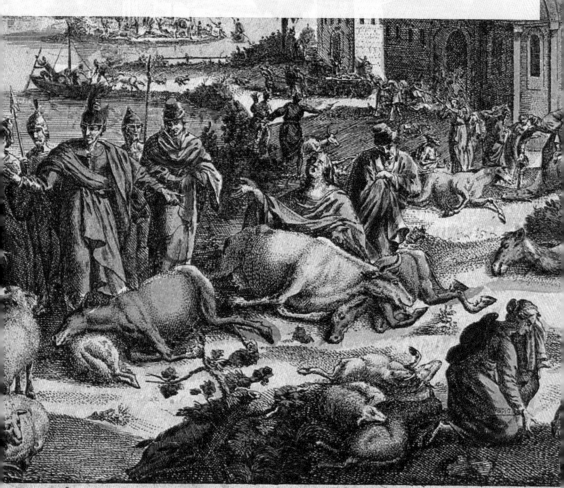

ffte Aegyptische Plage.

Pharao. Siehe, wo du dich wegerst mein Volck
die Hand des Herrn seyn, über dein Vieh, auf dem
l, über Kamel, über Ochsen, über Schafe mit einer
Und der Herr that solches des Morgens, u. starb

Moyse dit a Pharaon
champs, tant sur les che
les brebis, et il y au
fit cela des le lend

寻找病原

瘴气理论发展时间线

瘴气理论发展时间线	
公元前6世纪	古希腊人认为传染病和空气质量有关，当空气被瘴气污染时，传染病就会出现。
公元前430年——公元前427年	雅典瘟疫夺去了该城市三分之一人口的生命。修昔底德（Thucydides）认为，生病的人可能会将疾病传染给其他人，也就是说一些疾病是具有传染性的。
2世纪	盖伦认为雅典瘟疫是由闷热的天气、体液不平衡和来自埃塞俄比亚的瘴气共同导致的。
1348年	巴黎大学医学院认为黑死病是由被污染的空气导致的。
1388年	英国议会规定，禁止将粪便、动物内脏和其他排泄物倒入河道。
16世纪	法国医生发明了尖嘴面罩，并在面罩进气口处填满香草以抵御瘴气。

在历史的长河中，人类遭受了各种各样的威胁，而种类繁多的疾病是每个人都会面临的严重威胁之一。古埃及和古希腊都遭受过天花、麻风病、肺结核的威胁。在古埃及的纸莎草画中就有相关传染病的记录，研究人员还在古埃及木乃伊中发现了天花存在过的证据。

瘟疫的暴发可以完全毁灭某种文化或某个种族。然而，瘟疫是如何暴发的呢？

瘴气理论

由于对病因缺乏合理的解释，古人类只能将肉眼可见的疾病归咎于魔鬼和恶灵的报复。直到公元前 6 世纪，古希腊人对疾病的认识取得了新的突破，他们意识到生存环境对于身体健康至关重要。公元前 5 世纪，希波克拉底发现疾病是人体体液与环境因素相互作用产生的，进而将环境和各种疾病及其症状联系在了一起。

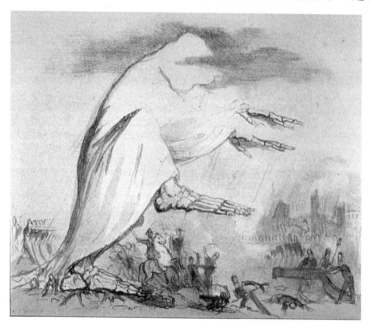

19 世纪，艺术家罗伯特·西摩（Robert Seymour）描绘了霍乱蔓延的场景

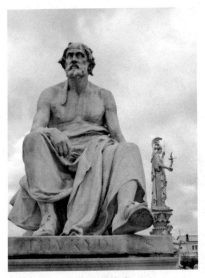

修昔底德像

希波克拉底的这种观点使人们相信传染病的传播与空气状况有关，进而逐渐发展为瘴气理论。根据瘴气理论，空气可能会被有毒的瘴气污染，吸入了这种有毒气体的人便会生病。人们常常把瘴气的形成和湿地、沼泽联系在一起。希波克拉底就曾提出，疟疾、卡他和腹泻的发生与所在地区有死水或沼泽有关。

瘴气理论并不是古希腊人独有的观点，其他古代文明也有这样的共识。比如，古代中国人认为瘴气是一种可以在空气中传播的有毒气体，它可以引起感冒、流感、疟疾和痢疾等多种疾病。

雅典瘟疫

公元前 430 年至公元前 427 年，雅典暴发了严重的瘟疫。这场瘟疫在一个特别糟糕的时刻"光临"了雅典，当时伯罗奔尼撒战争正处于白热化阶段，雅典人遭到了斯巴达军队的围困。到瘟疫结束时，雅典累计死亡人口占当时总人口的三分之一，这也使斯巴达最终取得了战争的胜利。雅典历史学家修昔底德记录下了这场瘟疫。

修昔底德注意到，在城市人口密集的地方，瘟疫的发病率高。他还注意到，最容易感染瘟疫的人是医生（因为他们直接接触患者）。此外，修昔底德还指出，瘟疫可以从一个地方传播到另一个地方——他注意到一支雅典增援部队将瘟疫带到了波特达小镇并传染了一些当地的士兵。

　　修昔底德了解到了瘟疫的本质，他或许是第一个提出被感染的患者可能会传染疾病这一观点的人。这个观点违背了当时人们对传染病是由瘴气引起的这一认知。

　　瘴气理论为许多人同时生病的现象提供了解释——因为大家都呼吸着相同的空气。然而修昔底德则提出了完全不同的观点——疾病具有传染性。值得注意的是，在路易斯·巴斯德（Louis Pasteur）等人建立现代微生物理论的两千多年前，修昔底德就提出了疾病具有传染性的观点。

　　如果与修昔底德同时代的希波克拉底等人多注意修昔底德关于疾病具有传染性的发现，那么医学史可能就截然不同了。虽然，希波克拉底可能是最早认识到疾病源于自然而非超自然的人，但是他并没有认识到接触传染这一显而易见的现象。

　　盖伦对于瘟疫的看法则

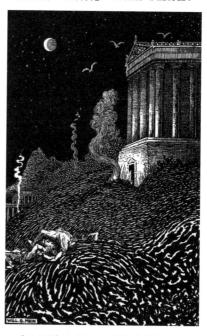

对公元前 5 世纪雅典瘟疫的描绘图

是建立在希波克拉底的基础上的。他认同瘴气理论，并将瘴气称为"瘟疫的种子"。瘴气会"选择"感染对象，那些生活方式和饮食习惯不好的人容易被感染。根据盖伦的说法，生活方式是引起疾病的重要因素之一。有些人一接触瘴气就被感染，而有些人也可能完全不受影响。修昔底德并没有解释是什么原因引起了这场摧毁了雅典的大瘟疫，到了 2 世纪，盖伦从修昔底德留下的资料中总结出了三个可能的原因：一是当时雅典过于闷热的天气，二是人体体液的不均衡导致身体易受疾病的侵扰，三是从埃塞俄比亚来的瘴气的影响。

盖伦与当时其他医生都认识到，皮肤病和瘟疫等疾病可能具有传染性，但是他们还是把研究重点放在了瘴气和个人体质上。

"腐败的空气"

疾病是由"空气中的有害物质"引起的，这一观点持续了几个世纪。中世纪作家喜欢用"腐败的空气"来形容瘴气。"malaria"（疟疾）一词源于古意大利语"mala，aria"（恶劣的空气），这也从侧面证明了当时瘴气理论很受认可。在没有发现蚊虫携带的微生物会致病之前，这确实是最合理的解释。

瘟疫的暴发大都发生在炎热的夏季，潮湿的空气使垃圾和废弃物发出难闻的味道。这也使瘴气理论逐渐成为解释传染病的主流理论。

1348 年，巴黎大学医学院对黑死病进行研究后提出，黑死病是从"腐败的空气"中产生的。他们建议通过焚烧香草来去除空气中的恶臭气味。1388 年，英国议会规定，禁止向河道中倾倒粪便、动物内脏和其他排泄物，因为这会污染空气并导致疾病和瘟疫的发生。

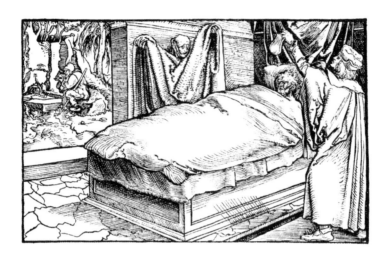

该画创作于 15 世纪，描绘了黑死病患者

受这些观点的影响，人们采取的很多干预传染病传播的措施都是无效的，例如利用烟雾来阻止霍乱的传播。16 世纪，法国的一位医生发明了尖嘴面罩，通过在面罩进气口处填满香草来抵御瘴气。

瘴气理论对医学的影响一直持续到 19 世纪。直到细菌理论出现，瘴气理论才被彻底否定，人们对疾病及其传播方式的认知才被改变。

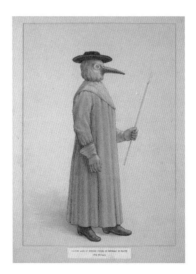

佩戴尖嘴面罩的医生

第四章
解剖之谜

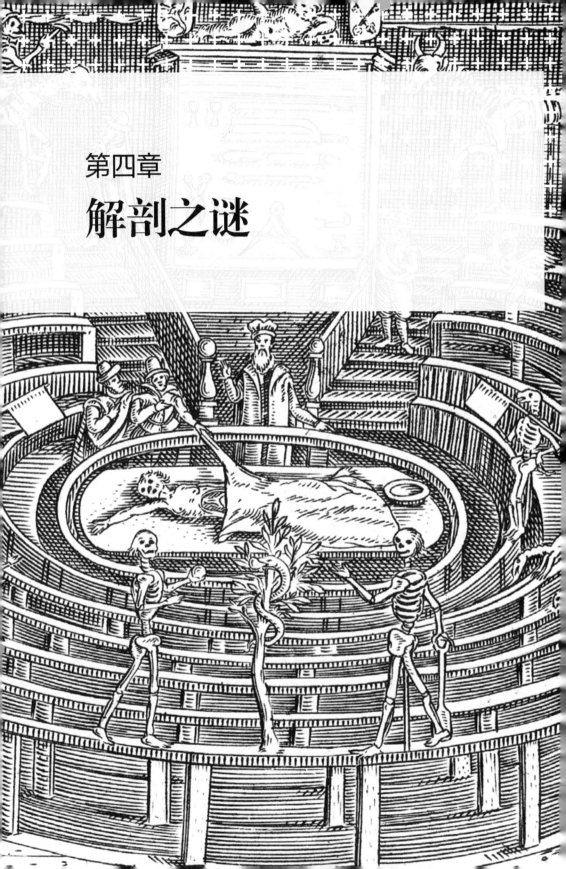

解剖之谜

解剖学发展时间线

解剖学发展时间线	
公元前6世纪	古印度人进行了人体解剖，但是没有直接接触死者的身体。
公元前3世纪	希罗菲卢斯被很多人称为"解剖学之父"，他至少解剖了600具遗体，并准确命名了大量的人体组织和器官。盖伦证明了动脉中流淌的是血液而非空气。
1510年—1511年	莱昂纳多·达·芬奇（Leonardo da Vinci）绘制了240多幅精美的人体构造图，并配上了多达13000字精准详尽的解剖笔记，这是文艺复兴时期最伟大的成就之一，但他的发现在当时并没有被公之于世。
1543年	安德雷亚斯·维萨里（Andreas Vesalius）出版了《人体的构造》，这本书成为欧洲解剖学的参考书。他的研究也为查尔斯·达尔文（Charles Darwin）的物种起源学说奠定了基础。
1628年	威廉·哈维（William Harvey）发现血液是通过心脏提供动力不断循环的。

一直以来，人们都对研究人体是如何运转的充满兴趣。

据记载，古时的法律和宗教都禁止解剖人体，违反者会受到严厉的惩罚。

有证据表明，早在公元前 6 世纪，古印度人就进行了人体解剖。然而，当时的解剖者并没有直接接触死者的身体，因为当时活人是禁止直接与死者进行肢体接触的。

亚历山大医学院的医生大概是西方第一批进行解剖工作的。也许是因为受到了古埃及人制作木乃伊的影响，亚历山大医学院的医生选择了直接与尸

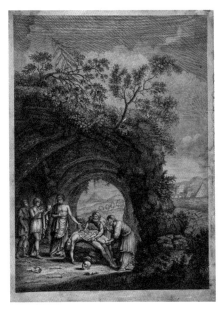

古时，解剖人体是令人无比排斥的行为

体接触。古埃及人从很早以前就开始直接接触尸体并制作木乃伊了，但木乃伊是出于宗教信仰而被制作出来的，并非为了获取解剖学知识。

在亚历山大医学院的医生开始探究解剖之前，古希腊人并没有进行过人体解剖。当时主要通过解剖动物尸体或观察患者的伤口来进行研究。亚里士多德通过对各种动物的尸体进行解剖提出了许多解剖学观点。

希罗菲卢斯

希罗菲卢斯被很多人称为"解剖学之父"，他进行了一系列的人体解剖。据记载，希罗菲卢斯至少解剖了 600 具人类遗体。

《古罗马医学百科》编著者凯尔苏斯（Celsus）声称，希罗菲卢斯和他的同事埃拉西斯特拉图斯（Erasistratus）一起对已定罪的罪犯进行了活体解剖，不过也有不少人怀疑这种说法的真实性。解剖无疑使希罗菲卢斯了解了很多以前的解剖学家不了解的人体结构知识。

希罗菲卢斯发现并准确命名了大量的人体组织和器官。他对神经系统的见解与亚里士多德正好相反，他认为大脑才是"灵魂的所在地"，而非心脏。他也是第一个将运动神经和感官神经，以及脊髓神经和脑神经区分开来的人。他准确介绍了至少七对脑神经并为六对脑神经命了名，它们分别是：视神经、动眼神经、三叉神经、面神经、位听神经和舌下神经。他还介绍了人脑的结构，并研究了颅骨的内面。

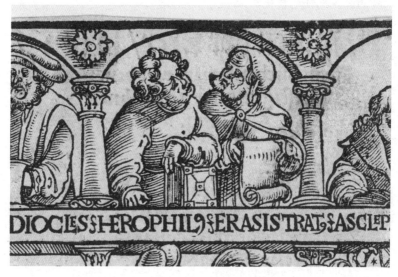

希罗菲卢斯和他的同事埃拉西斯特拉图斯

不仅如此，希罗菲卢斯还详细介绍了唾液腺、肝脏和胰腺，并命名了十二指肠。他发现了睾丸会产生精子，并描述了子宫——称它是由韧带连接的，因此不能在身体里移动（柏拉图、希波克拉底等人认为，男性和女性的众多差异可以通过"移动的子宫"来解释）。

　　在希罗菲卢斯之后的 1800 年，人体解剖一直被法律所禁止，直到 16 世纪中期人们才重新开始研究解剖学。希罗菲卢斯生活在一个解剖被认为是亵渎行为的时代，当时人们认为人死后灵魂将被禁锢在人体内。在希罗菲卢斯死后，一个新的医学学派兴起了。这个学派的人士被称为"经验主义者"，这些医生只对能够立刻运用到治疗中的医学知识感兴趣。他们认为，死者的尸体与活人的身体有很多不同之处，因此从解剖中获取的知识对实践并没有指导作用。他们还认为，解剖这一行为也会改变人体的结构，因此通过解剖无法得到关于人体结构的有用信息。

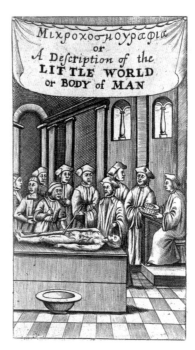

文艺复兴时期，对于解剖的约束有所减少

盖伦

　　盖伦是古代解剖学史上另一
位做出了突出贡献的人。他所著
的解剖学著作《论解剖过程》和
《论身体各部器官功能》成了此后
1300 多年里解剖学领域的权威
著作。直到 16 世纪，维萨里和哈
维继续进行解剖学研究，才对其
构成挑战。盖伦总结了之前的医
学知识和观点，并通过对动物的
活体解剖进一步展开研究。他对
猪和猩猩的解剖，使他对人体工

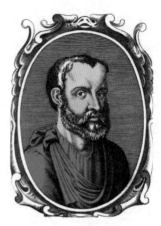

盖 伦

作机理有了更深入的理解。虽然当时人体解剖有很多限制，但这
并没有阻碍盖伦的研究。作为帕加玛角斗士学校的首席医生，盖
伦有很多机会来研究各种伤情的患者的伤口，以及隐藏在伤口下
的"人体秘密"。

　　通过实验，盖伦推翻了不少人们之前的错误认知，比如动脉
中流动着空气，并将空气从心脏和肺部运往全身，这个错误的认
知的产生源于人们观察到死亡的动物的血管是空的。盖伦则证明
了活的生物的动脉中流动着血液，但他认为血液是从肝脏中流出
的——这实际上是一个错误的认知，该认知直到哈维发现血液循
环才被推翻。

达·芬奇和文艺复兴

14 世纪中叶，人们对古典哲学产生浓厚的兴趣。这个历史时期后来被称为文艺复兴时期。当时，法律对解剖的限制逐渐放宽，这促进了解剖学的发展。

文艺复兴的主要推动者之一便是广为人知的伟大博学者——达·芬奇。他从 1506 年开始探索人体构造，并解剖了一名 100 岁男子的尸体。他和托

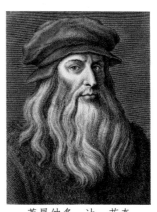

莱昂纳多·达·芬奇

尔医生合作，共解剖了大约 30 具尸体。1510 年至 1511 年，在与

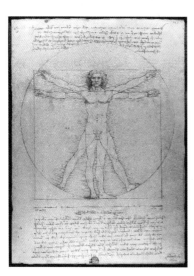

达·芬奇关于人体构造的草图

托尔医生合作的过程中，达·芬奇绘制了 240 多幅精美的人体构造图，并配上了多达 13000 字精准详尽的解剖笔记。作为一名艺术家，达·芬奇很想知道人体构造是怎样的。虽然他对解剖学的兴趣源于对艺术的追求，但当他真正参与了解剖后，他对解剖学本身也产生了浓厚的兴趣。他对肌肉、神经和血管的解剖及绘图极其细致。

他对人脑、心脏和肺部结构的研究十分着迷。他还详细介绍了动脉粥状硬化和肝硬化等疾病，并推断出视网膜才是眼睛的感光部分，而不是之前人们认为的晶状体。

几个世纪以来，达·芬奇所完成的人体构造图和笔记一直未发表。他的人体构造图被认为是文艺复兴时期最伟大的成就之一，也被视为现代科学文献插图的标杆。

维萨里

如果当时达·芬奇发表了他的研究成果，那么他也许就会被冠上"现代解剖学之父"的头衔，而这个头衔最终给了安德雷亚斯·维萨里。

维萨里出生于比利时布鲁塞尔的医学世家，从小便开始接触医学。从学生时代开始，他便对解剖学饶有兴趣。1533 年，他进入位于巴黎的一所医科大学学习。

1521 年，博洛尼亚大学的解剖学教授贾科莫·贝林加里奥·达·卡皮（Giacomo Berengario da Carpi）发表了

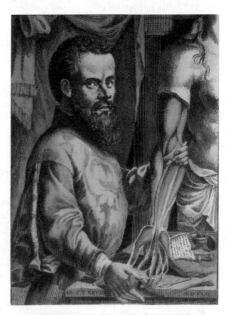

安德雷亚斯·维萨里和割开的手臂

一篇质疑经典医学著作准确性的文章，并提出了一些基于解剖学的新见解。

维萨里在巴黎医科大学不得不学习盖伦等人的陈旧著作，他也只能远远地观看教授的解剖演示，就是在那时他暗下决心好好研究解剖学。后来，维萨里转学到了当时著名的医学院帕多瓦大学，在这里他获得了博士学位。1537年毕业后，他成为帕多瓦大学的外科学教授。

作为一名外科学教授，维萨里负责教授解剖学。他改变了教学方案，强调教师和学生亲自上手解剖的重要性。维萨里对人体进行了多次解剖，提出了许多与盖伦不一致的观点。此时，盖伦的著作依然占据主导地位，然而这些著作只是基于对动物的解剖总结而成的，不可避免地存在许多错误。维萨里对盖伦的质疑使得狂热的传统主义分子对维萨里好感全无，甚至维萨里之前的老师也刻薄地挖苦他。然而，维萨里一直坚持自己的观点，并最终赢得了胜利，使得解剖学进入了新的发展阶段。

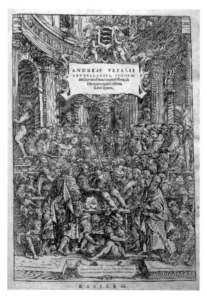

《人体的构造》的封面

1543年，维萨里发表了他的医学著作《人体的构造》，这是西方医学史上最伟大的著作之一。这本著作被认为是医学，特别是人体解剖学的一大里程碑。它共有七卷，包含的主题有：骨骼、肌肉、血管系统、神经、消化系统、心肺和大脑。它很快成了欧洲解剖学的教科书，并经过修正和改进，于 1555 年推出了修订本。

维萨里的著作包含了很多人体插图，这些插图的细致程度凌驾于当时所有解剖学著作之上。维萨里在书中加入如此多的插图本身就是不寻常的事情了，因为当时大部分教科书都倾向于文字描述。不过到底是谁绘制了这些插图依然存在争议，现代历史学家普遍认为，艺术家提香（Titian）或其工作室的绘图员参与了绘制工作。

维萨里的观点影响深远，他为后来的学者，如威廉·哈维，提供了坚实的理论基础。不仅如此，维萨里对生物多样性的研究也让人们意识到，人类只是众多物种中的一种罢了。这种观点也影响了300 多年后的提出进化论的达尔文。

威廉·哈维和血液的循环

盖伦认为，血液是由肝脏生产的，然后通过血管运输到其他器官，并由其他器官消耗掉。他认为心脏如同烧水壶一样"将血液烧开"，这样血液就从紫红色变成了红色。根据盖伦的理论，血液不是循环的，而是被消耗掉了。也就是说肝脏一直在生产血液，其他器官只是单纯地在消耗血液。

即便是在维萨里时期，盖伦的思想依旧被广泛接受。意大利解剖学家科隆坡（Colombo）在维萨里的研究基础上，证实了血液是在肺部而不是在心脏被改变了颜色，他还进一步认识到心脏像水泵一样把血液运输到人体各处。有证据表明，其实早就有人领会了血液循环的意义。2600年前的中国古代医书记载：人体内所有的血液由心脏提供动力，永不停歇地在体内循环。阿拉伯医生纳菲斯于13世纪在书中写道："在人体内有一个从心脏到肺再到心脏的血液'小循环'。"但他的这一发现被完全忽视了。

威廉·哈维出生于肯特郡福克斯通镇，曾就读于剑桥大学凯斯学院，1598年考入帕多瓦大学。他在帕多瓦大学的导师法洛皮奥详细地介绍了血管中的瓣膜，这对哈维的思想有着很深的影响。哈维研究了维萨里的思想，了解了通过解剖来研究人体构造的方法。1602年，哈维本科毕业，在伦敦巴塞洛缪医院工作，并成为皇家医学院成员。1618

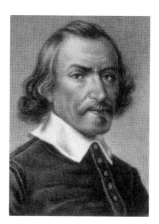

威廉·哈维

年，他被任命为皇室医生，为詹姆士一世和查理一世服务。

工作之余，哈维一直通过活体解剖来进行研究，主要专注于心血管系统的构造。他的研究对象十分广泛，从蠕虫、小鸟到狗，都在他的研究范围内。作为一名解剖学教师，他也有很多机会进行一些人类尸体解剖的研究。此外，通过观察活体心脏的跳动、血流方向和心脏瓣膜的活动，他慢慢地积累了大量的数据和资料。

哈维尤其关注人体血液的研究。他不相信肝脏可以持续地生产如此多的血液。如果肝脏真能生产血液，那么它每天生产的血液量将是人体重量的好几倍。唯一的解释只能是人体的血液是通过动脉流出、静脉流入这样循环的。哈维认为，心脏才是血液流

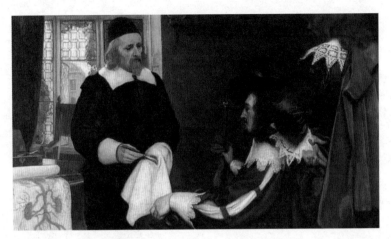

哈维向查理一世解释血液循环的过程

通的动力来源。他注意到肺静脉的血液比肺动脉的血液更加鲜红，而肺动脉和肺静脉的血管是一样粗的。也就是说，进入肺部的血液和离开肺部的血液一样多，它们不是用来"喂养"肺部的。他得出结论，从动脉流出的血液最终通过静脉回到心脏。哈维还推断出，他的导师发现的瓣膜就是用来防止血液倒流的。哈维于1628 年发表了《心血运动论》，他在书中写道："动物体内的血液是不断循环的，心脏提供了循环的动力，这是心脏跳动的原因。"然而哈维却说："我十分害怕出版这本书。"哈维这么说是有道理的，由于不少人对他进行了严厉的批评，他的医学实践遭受了很大阻力。在此之后，哈维与世隔绝，过上了隐居的生活。

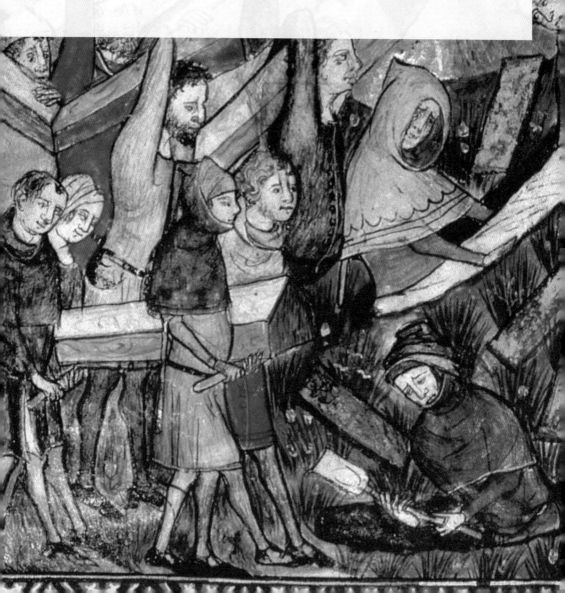

第五章

疾病的种子

疾病的种子

疾病与微生物理论发展时间线

疾病与微生物理论发展时间线	
公元前 3 世纪	亚里士多德认为生命可能是从没有生命的物质中孕育而来的。
公元前 30 年	罗马帝国图书馆馆长马库斯·特伦提乌斯·瓦罗提出了空气中的微生物也许会对人类产生危害的观点。
2 世纪	盖伦推测"疾病的种子"会让人患上某些特定的疾病。
16 世纪	吉罗拉摩·法兰卡斯特罗(Girolamo Fracastoro)提出,"疾病的种子"是通过肉眼不可见的颗粒传播的。
1609 年	伽利略(Galileo)改进了显微镜的设计,打开了微生物世界的大门。
1668 年	弗朗西斯科·雷迪(Francesco Redi)通过证明腐烂的肉上的蛆虫源自苍蝇,极大地挑战了亚里士多德的理论。
1683 年	安东尼·范·列文虎克(Antoine van Leewenhoek)用显微镜观察口腔,发现其中有很多微生物,这可能是人类对细菌的首次记录。
1700 年	尼古拉斯·安德里(Nicolas Andry)对人体内的寄生虫展开研究,并指出寄生虫会导致天花之类的疾病。
1720 年	英国医生理查德·米德(Richard Mead)提出瘟疫是通过被感染的人、被污染的物品和空气传播的,否认了瘟疫是由有机生物体传播的这个观点。
1721 年	英国剑桥大学的植物学教授理查德·布拉德利(Richard Bradley)认为,瘟疫是由活的小生物导致的。

瘴气理论经久不衰，它强调了使人致病的环境因素，也看似合理地解释了为什么越是社会底层的民众越容易生病（因为他们所生活的地区卫生条件较差）。瘴气理论虽然存在一定的合理性，但是未免有些以偏概全。

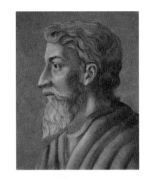

马库斯·特伦提乌斯·瓦罗

微生物

公元前 30 年，罗马帝国图书馆馆长马库斯·特伦提乌斯·瓦罗提出了空气中的微生物也许会对人类产生危害这一观点。瓦罗写道："我们必须在沼泽附近采取防护措施，因为它会滋生某些肉眼不可见的生物。这些生物会飘在空气里并随之进入人的口鼻中，从而引发严重的疾病。"这是科学领域的重大突破，瓦罗的观点使人们开始意识到那些小到肉眼无法察觉的生物会严重威胁人们的健康。

2 世纪，盖伦提出了关于"疾病的种子"的猜想。他发现某些人易患疾病并死亡，而其他人却不会，因此他怀疑在一些人体内存在"疾病的种子"，致使这些人易患某些疾病。他写道："没有一种病因能在患者没有易患病体质的情况下起作用。"他将这一理论融入瘴气理论和体液学说之中，并没有进行更深入的研究。

16 世纪，意大利医生法兰卡斯特罗继续研究"疾病的种子"，他提出了"传染性疾病是通过肉眼不可见的颗粒在人与人之间传播的"这一观点。

传染源

1546 年，法兰卡斯特罗发表了《传染——传染疾病和它们的治疗》。在这篇文章里，他指出，有些疾病男性易感，有些疾病女性易感，有些疾病儿童易感，有些疾病老人易感，还有的疾病所有人都易感。这个现象其实盖伦之前也发现过，盖伦发现有些人在瘟疫最猖獗的时候也不会被感染，并且百思不得其解。

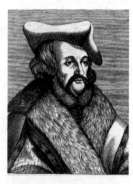

吉罗拉摩·法兰卡斯特罗

法兰卡斯特罗推测，每种疾病都有自己的传染源或者"种子"，就像胡萝卜种子能长成胡萝卜一样，一个结核病种子也能引起结核病。但是法兰卡斯特罗并没不认为"种子"是一种生命体，他认为它们更有可能是自然界中的一种化学物质。法兰卡斯特罗认为，致病的是那些飘在空气中的小得无法让人察觉的颗粒。

这些颗粒可以通过三种方式进行传播：通过空气传播；通过被污染的物品传播，比如衣物；通过已经感染的人来传播。而疾病能够如此快速传播的原因却依然是个谜。法兰卡斯特罗怀疑，人类疾病的传播可能和一个腐烂的水果会使相邻的水果更容易腐烂的原理类似。在研究的过程中，他提出"疾病的种子"与湿热的天气之间很可能会相互作用，进而导致疾病。这一观点其实与一直深受认可的瘴气理论类似。

看到肉眼不可见的事物

到了 16 世纪，镜片的制作工艺已经日渐成熟。镜片制造技术也被运用到了科学研究上，望远镜和显微镜被相继发明出来。伽利略开始为人们揭开那些以前无法被肉眼看到的事物的真面目，而第一批显微镜的使用者也为人们打开了微生物世界的大门。

显微镜并不是由一个人发明的——它是由汉斯·利普赫（Hans Lippershey）和查卡里亚斯·詹森（Zacharias Janssen）等人在 16 世纪末期共同发明的。最早的显微镜被称为复合显微镜，至少由两个镜片组成。其中，物镜被放置在靠近物体的地方，它产生的图像会被第二个镜片继续放大；第二个镜片被称为目镜，它可以把真实的物体放大 3～9 倍。1609 年，伽利略改进了显微镜的设计，并称之为"小眼睛"。

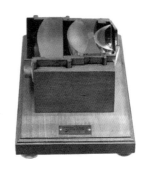

虽然当时的显微镜还不够完善，但它也使生物学家观察到了他们以前从未见过的微小生物。16 世纪以后，随着显微镜功能的日益完善，微生物世界的大门被人类打开了。

复合显微镜

安东尼·范·列文虎克

荷兰商人安东尼·范·列文虎克最初对显微镜产生兴趣，是想利用它来检验他所销售的纺织品的质量。由于技术的限制，当时的显微镜最多只能放大原物体的 20～30 倍。因为不满足于现有的仪器，列文虎克开始自学镜片的制造工艺并设计自己的显微镜，他日后的成就足以证明他在这件事上是极具天赋的。列文虎克所制造的镜片功能非常强大，他将一片普通镜片嵌入黄铜片的一个小孔中制成新的镜片，这种镜片可以将物体放大 200 倍以上。他一生制造过500 多台显微镜，但其中只有小部分流传到了现在。和其他显微镜爱好者一样，列文虎克很快就用显微镜来观察微观世界了。他研究了酵母、牙垢、血液和精子细胞，以及水滴中的生物。

1702 年，在一封信中，他描述了一种现在被称为钟形虫的微生物："这些小生物的结构就像钟一样，在收缩时可做螺旋状卷曲，使得水中的其他小生物一起跟着运动……在它们收缩身体和尾巴后，它们会将尾巴收回身体一段时间，再把尾巴舒展开来。因此，它们会在每次移动后停留一段时间再继续运动，这一现象使我感到十分有趣。"

1683 年 9 月 17 日，列文虎克致信位于伦敦的英国皇家学会，阐述了他对牙垢的研究，样本分别取自自己的牙齿和一位几乎一生都没有清洁过口腔的老人的牙齿。从他自己的口腔中，他发现："有许多微生物十分优雅地移动着。"而从这位老人的口腔里，他发现"里面有难以置信的数量庞大的微生物，我从未见过它们如此活跃。最大的一种微生物在前进的过程中会将自己的身体弯曲成曲线……而其他微生物的数量也十分庞大，整个口腔内部似乎都是活的。"这可能是有史以来人类第一次对细菌进行描述。

找到关联

德国学者阿塔纳斯·珂雪（Athanasius Kircher）曾用简单的显微镜研究过瘟疫感染者的血液样本。在珂雪 1658 年所著的《鼠疫科学研究》一书中，他介绍了在患者血液样本中发现的"小蠕虫"或"微生物"，并认为它们是导致瘟疫的原因之一。可以肯定的是，他所看到的应该是血细胞，因为他所使用的显微镜还不足以观察到细菌。

虽然列文虎克的确看到了细菌，但是他从来没有将细菌和疾病联系在一起，而第一个这样做的人是法国医生尼古拉斯·安德里。1700 年，安德里写了一篇长达 468 页的论文，论述关于人体内寄生虫的产生。他利用了显微镜和列文虎克的研究成果来解释自己的实验。安德里的研究极具医学指向性，他确信寄生虫会在人体

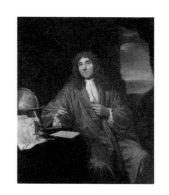

列文虎克

和其他生物体内繁殖，它们会附着在"种子"上一同进入人或动物的体内。

安德里认为，这些寄生虫是引起天花之类的疾病的主要原因。

体液学说在当时依旧受到广泛认可，因此安德里认为体液决定了哪种寄生虫会从"种子"中出现。安德里也是自然发生理论的强烈反对者之一。

自然发生

安德里时期，自然发生理论依然深受大家认可。这是一个具有历史根基的理论，亚里士多德是第一位阐述该理论的人，他认为生命可能是从没有生命的物质中孕育而来的。这样就可以合理地解释为什么蛆虫会出现在剩肉之中，以及为什么谷仓中会突然出现大批老鼠。比利时科学家扬·巴普蒂斯塔·范·海尔蒙特（Jan Baptista van Helmont）甚至提出了繁殖老鼠的方法——将一块脏布与一些小麦放在一起 21 天。

自然发生理论从 1668 年开始受到质疑。当时，意大利医生弗朗西斯科·雷迪（Francesco Redi）发表了一系列实验成果，并成为生物学和医学领域的重大突破。雷迪想证明蛆虫的产生源自苍蝇。为此，他将肉分别放入了三个罐子中：一个密封起来，一个被纱布覆盖，最后一个置于空气中。

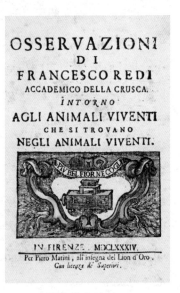

雷迪作品的封面

他的猜想得到了证实，因为只有被密封的肉没有产生蛆虫，被置于空气中的肉和被纱布覆盖的肉都产生了蛆虫。而被纱布覆盖的肉只有表面产生了蛆虫，但是里面没有，说明当苍蝇无法进入肉里时，便不会产生蛆虫。

通过这个实验，雷迪证明了蛆虫源自苍蝇，而不是源自腐烂的肉，他也进一步证明了蛆虫最终会变成苍蝇。虽然雷迪的研究动摇了自然发生理论的基础，但是自然发生理论的影响依然持续了相当长的时间。

挠痒痒

1720 年，英国医生理查德·米德撰写了《致死性传染病的论述及预防方法》一文，文章提到瘟疫是通过被感染的人、被污染的物品和空气传播的，这和两个世纪前弗朗切斯科的思想如出一辙。米德认为腐败是发酵的产物，所有发酵的物体都会散发出一种物质，这种物质一旦进入其他物体中，就会改变其他物体的性质。

米德否认了瘟疫是由有机生物体传播的这个观点。他写道："有些人认为感染是由微生物导致的，但是我认为没有必要考虑这方面的可能性。"这看起来与珂雪的"血液中的寄生虫导致了瘟疫"的思想背道而驰。米德曾为英国皇家学会准备了一份关于一种被认为是寄

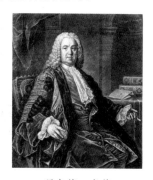

理查德·米德

生虫引起的让人感觉很痒的传染病的报告。米德没有考虑瘟疫的影响并且忽视了列文虎克关于微生物的发现。米德似乎受到了艾萨克·牛顿（Isaac Newton）等人的影响，更倾向于从化学角度去思考关于致病的原因。

与此同时，英国剑桥大学植物学教授理查德·布拉德利认为，植物、动物包括人类的瘟疫，都是由活的小生物导致的。他认为，这些活的小生物就是列文虎克和罗伯特·虎克（Robert Hooke）等人发现的微生物。布拉德利关于植物病害和微生物的研究进一步支撑了他的理论。他得出结论，微生物导致了植物病害，这些微生物也是引发动物和人类传染病的罪魁祸首。

奥地利医生马库斯·安东尼乌斯·冯·普林奇通过对传染病的细致研究，也认为传染病是由微生物引起的，"特定的微生物总会导致同样的疾病，并攻击特定的宿主，而传染病会在人体内扩散则是由于这些微生物繁殖的速度非常快"。他还提出微生物可能一直处于休眠状态直到外界环境变得利于繁殖这个观点。布拉德利和冯·普林奇提出的微生物理论被当时的医学界完全忽视了，在一个世纪之后，他们的研究才被证明是完全正确的。

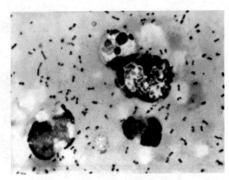

在显微镜下，由鼠疫杆菌引发的淋巴腺鼠疫

第六章
发现细菌

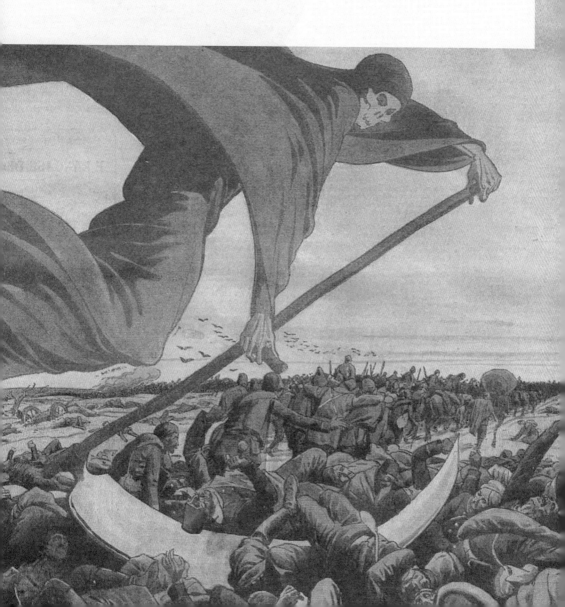

发现细菌

细菌理论发展时间线

细菌理论发展时间线	
16 世纪	吉罗拉摩·法兰卡斯特罗提出，"疾病的种子"是通过肉眼不可见的颗粒传播的。
1807 年	阿戈斯蒂诺·巴斯（Agostino Bassi）通过研究蚕虫发现疾病具有传染性，致病因子是一种微小的寄生型真菌。
1840 年	德国病理学家和解剖学家雅各布·亨勒（Jacob Henle）发表了《瘴气和传播》一文，他支持法兰卡斯特罗关于寄生生物致病的观点。
19 世纪中期	医学界对三种致病理论进行了积极探讨：瘴气理论、自然发生理论和细菌理论。
1854 年	约翰·斯诺（John Snow）研究了伦敦 SOHO 地区的霍乱疫情分布情况，发现所有信息都指向了同一个水泵——这个水泵已被患有霍乱的婴儿所用过的尿布污染。他的研究结果指向细菌理论，但是直到他去世几年后，这个理论才被世人接纳。
1865 年	威廉·巴德（William Budd）在论文《霍乱——传播模式及其预防》中指出，霍乱是由一种独特的生物活体引起的，这与斯诺的研究结果一致。

19 世纪中叶，关于疾病起源的争论愈演愈烈。1853 年，医学杂志《柳叶刀》的编辑托马斯·威可利（Thomas Wakely）写了一篇关于霍乱的文章，"一切都是黑暗的混乱，模糊的理论，徒劳的猜测。霍乱的致病因子是真菌、昆虫、臭氧、还是从肠道中排出的毒素？我们一无所知，只是陷入无尽的猜测中。"

西方医学史上有三种主要的致病理论。第一种理论是瘴气理论，很长时间以来都深受人们的认可。根据这一理论，腐烂的物质会产生有害气体，人吸入该气体就会导致疾病。瘴气理论深受认可，因为它看似合理地解释了为什么流行病在贫困地区的发病率较高。

第二种理论是自然发生理论，其最坚定的支持者是德国化学家尤斯图斯·冯·李比希（Justus von Liebig）。这种理论认为，疾病具有化学性，并且它会自然发生。但该理论的支持者并不像瘴气理论的支持者那么多。

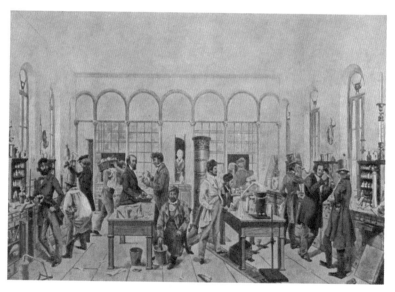

1840 年李比希的实验室

第三种理论便是细菌理论。这种理论认为感染是由微生物导致的。虽然法兰卡斯特罗和雷迪已经进行了相关研究，列文虎克和安德里也对研究进行了进一步拓展，但是人们依然对细菌理论深表怀疑。不过越来越多的迹象表明细菌理论是正确的。

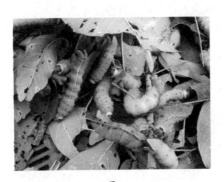

蚕

1807 年，阿戈斯蒂诺·巴斯开始着手研究引发 MDS 的原因。MDS 是一种发生在蚕身上的疾病，几乎击垮了当时法国和意大利的蚕丝制造业。经过 25 年的调查和实验，巴斯证实了这种疾病具有传染性，可以通过直接接触和食用被感染的食物传播，而致病因子是一种微小的寄生型真菌。他建议人们杀死受感染的蚕并使用消毒剂以保证房间的清洁。巴斯的发现挽救了蚕农们，并为自己赢得了声誉。根据研究成果，巴斯进一步推断，植物、动物和人的许多疾病都是由寄生生物引起的，他的推论奠定了细菌理论的基础。

关于瘴气与传染

1840 年，德国病理学、解剖学家雅各布·亨勒发表了《瘴气和传播》一文，这是一项支持 300 多年前法兰卡斯特罗关于传染病观点的新的研究成果。更加先进的科学仪器使得亨勒可以比法兰卡斯特罗更容易地证明自己的观点。

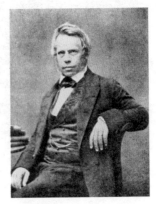

雅各布·亨勒

亨勒指出，根本没有人提供过令人信服的证明瘴气存在的证据。因为没有任何有力的证据能证明疾病的传播原理，每个人都只是简单地假设瘴气是存在的。亨勒为传染病是由生物体引起的这个观点提供了更合理的解释。亨勒写道："传染源不只是一种有机物，而且是一种有生命的物质，它本身就是一个生命体，但要依靠患者的身体生存。它很可能是一种寄生的生命体。"他宣称："这种寄生的生命体不是传播疾病的原因，而是引发疾病的原因。"

然而，亨勒也没有完全否定瘴气理论。他认为疟疾等疾病是由瘴气引起的，而狂犬病、性病等疾病是传染性疾病。其他疾病，如天花、流感、伤寒和麻疹可能是由瘴气和相关传染源共同引起的。这样的分类加剧了致病因子的不确定性，也在一定程度上掩盖了亨勒的研究成果的重要性。在很长时间内，研究人员依旧不了解微生物在疾病传播中的作用。

约翰·斯诺和霍乱

霍乱是一种非常危险的胃肠道感染病，即使在今天，卫生条件较差地区的居民依然深受霍乱的侵扰。霍乱的主要症状包括腹泻、恶心和呕吐，严重时会引起脱水。若患者每天都流失近 20 升的水，那他很快便会死亡。1854 年 8 月，一场严重的霍乱疫情袭击了伦敦 SOHO

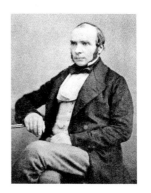

约翰·斯诺

地区。数千民众被卷入这场灾难之中，至少有 600 人死亡。

那时，人们相信霍乱和其他疾病一样都是由瘴气引起的，瘴气理论也被当时的学者推崇，如公共卫生改革先驱爱德文·查德威克（Edwin Chadwick）和现代护理学的开创者弗洛伦斯·南丁格尔（Florence Nightingale）。约翰·斯诺是一位在伦敦 SOHO 地区工作的医生，他对霍乱的传播持不同的观点。

斯诺曾经与霍乱打过交道。1848 年 9 月，他试图追踪伦敦霍乱的情况，以研究霍乱是如何传播的。他怀疑霍乱是一种传染病，并且从他了解到的许多病例来看，患者的第一个症状都是消化系统异常。这使斯诺相信，霍乱应该是通过被污染的水和食物传播的。如果瘴气是致病源，他认为，患者的第一个症状就应该出现在呼吸系统而非消化系统。他怀疑患者排出的粪便会成为霍乱的一种传染源。一旦一个区域的水源受到污染，整个地区的居民都会遭殃。

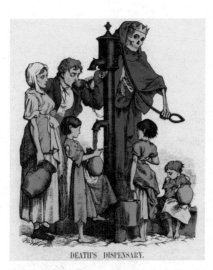

描绘霍乱中的"死神"来自水井的插图

1849 年 9 月，一篇发表于《伦敦医学》杂志的评论员文章称赞斯诺"正努力尝试揭开霍乱的面纱"，但接着指出"除了水源问题，还有其他引起霍乱的因素"。

1854 年，霍乱在伦敦暴发，斯诺通过与当地民众交谈和查阅当地医院的就诊记录，绘制了霍乱病例出现的具体位置图，并发现所有信息都指向了同一个水泵。他写道："在剑桥街和宽街交叉口方圆 250 米范围内，在 10 天内出现了 500 多起致命的霍乱病例。在我了解了所有的信息和当地霍乱的具体情况后，我便怀疑在宽街人们使用的水泵里的水可能被污染了。"

斯诺将他的调查结果带到了当地的议会，说服了参会者将那个水泵拆掉，以避免大家继续使用。在不久之后，霍乱便平息了。之后经过调查发现，那个水泵所连接的水井被挖在了靠近粪池的地方，水泵已被患有霍乱的婴儿所用过的尿布污染。

当霍乱平息之后，斯诺便向伦敦医学会提出了自己的观点，却被伦敦医学会否定了。斯诺所支持的细菌理论在一段时间以后才受到广泛认可。然而遗憾的是，斯诺无法看到自己的观点被世人接受了。1858 年，斯诺因中风去世。

威廉·巴德

威廉·巴德的研究进一步为细菌理论提供了证据，并且证明了疾病可以通过水传播。巴德在巴黎当了一段时间的医学学徒，这让他对伤寒这类疾病很熟悉。1847 年，巴德在布里斯托的一个街区的 34 个居民中诊断了 13 个伤寒患者，而他们的共同点就是都饮用了同一口井的水。由此巴德认为水是可以传播疾病

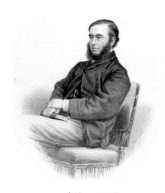

威廉·巴德

的。1849 年，巴德在研究布里斯托的供水系统后，提出霍乱也是可以通过水来传播的。在写研究报告的时候，巴德发现斯诺在伦敦的研究成果与自己的结论相仿。

巴德在论文《霍乱——传播模式及其预防》中指出"霍乱是由一种独特的生物活体引起的"。巴德和布里斯托皇家医院的同事在显微镜下研究霍乱患者的粪便，以及疫情地水和空气的样本。基于这些研究，巴德写道："从我目前的判断来看，我认为患者身体的反应大都和真菌有关。"巴德认为，确定导致霍乱的生物体及其传播途径对于防止霍乱蔓延至关重要。

巴德和斯诺所生活的那个时期，瘴气理论被广泛认可，而对于细菌理论，人们大多持怀疑态度。巴德和斯诺对于疾病传播途径的研究使他们远远领先于同时代的其他人。爱尔兰物理学家约翰·廷德尔（John Tyndall）评价巴德："他是一个十分睿智的人，他的每一个新的发现都是绝妙的预言。"

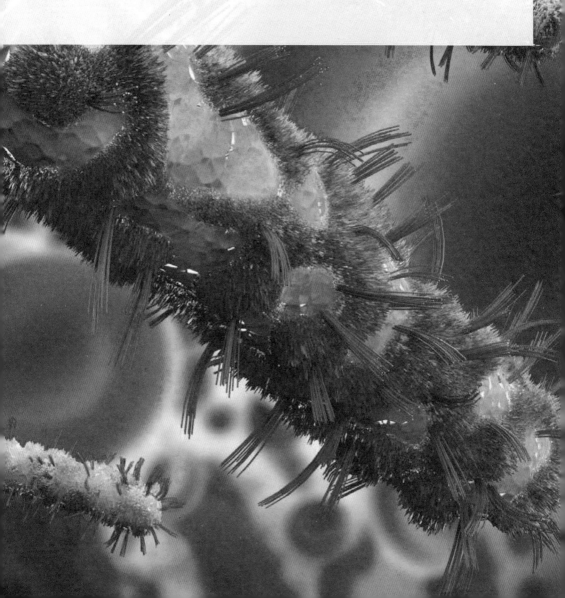

第七章

寻找证据

寻找证据

细菌学发展时间线

细菌学发展时间线	
1750 年	乔治·布丰（Georges Buffon）和约翰·尼达姆（John Needham）认为所有生物都含有"生命原子"，这些"生命原子"在生物死后会自发地生成新的生物。
1768 年	拉扎罗·斯帕拉捷（Lazzaro Spallanzani）质疑当生物死后会自发生成新的生物的观点，并表示将水煮沸后微生物就不会出现了。
1860 年	巴黎科学院开始悬赏可以完整解释或者否定自然发生理论的人。
1864 年	路易斯·巴斯德（Louis Pasteur）在巴黎大学发表演讲，陈述了他为期四年的研究：在鹅颈瓶中放入煮沸且灭菌的肉汤，空气中的微生物会被困在鹅颈瓶的弯曲部，肉汤便不会腐坏。他认为，能使肉汤生菌的东西一定来自鹅颈瓶外部，而不是肉汤自发产生的。
1876 年	罗伯特·科赫（Robert Koch）通过向老鼠注射死于炭疽病的羊的血来研究细菌所起的作用。他揭示了炭疽杆菌的生命周期，开启了医学研究的新纪元。
1882 年	科赫展示了他对肺结核的病原菌的研究成果。
1883 年	科赫到埃及和印度研究霍乱。他追踪到引起霍乱的霍乱弧菌出现在一口提供日常用水的水井中，并证明了通过清洁用水可以降低霍乱暴发的概率。
1905 年	科赫被授予诺贝尔奖，并被称为现代细菌学的创始人。

19 世纪，医学界最大的突破之一就是细菌理论。该理论表明疾病是由微生物引起的，而特定的病症也是由特定的微生物引起的。如我们所知，这是一个在好几百年前就被提出的想法，在法兰卡斯特罗、珂雪、列文虎克、布拉德利、斯诺、巴德，再加上极具洞察力的巴斯德和科赫及其他科研工作者的努力下，细菌理论终于被证实了。

"赶走"瘴气理论

19 世纪中叶，瘴气理论依然是深受认可的解释疾病产生的理论。但经过一系列的实验研究，巴斯德将瘴气理论"赶了出去"。

巴斯德可以称得上他那个时代乃至现在最著名的科学家之一，他在微生物领域和化学领域的发现可以说是西方医学史上的重要发现。

1854 年，巴斯德被任命为法国里尔大学科学院院长。在就职演说中，他的一句话被大家日后广泛引用：在科研领域，机会总是垂青有准备的人。（Dans les champs de l'observation, le hasard ne favorise que les esprits prepares.）在化学领域，巴斯德对晶体的研究揭示了手性的存在，即同一化学式的分子结构可以以镜像形式存在，且能产生完全不同的影响。X 射线结晶学创始人约翰·德斯蒙德（John Desmond）称巴斯德对手性的发现为"在一定程度上是他最重要的科学发现"。

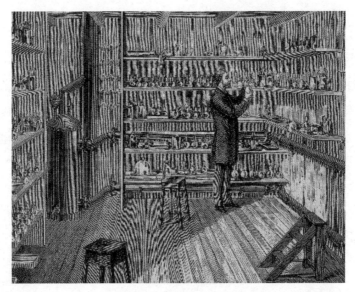

路易斯·巴斯德的板雕像

发酵

　　1856 年，巴斯德一位学生的父亲来找他请教一个问题。那个人是一个甜菜酒制造商，他不知道为什么自己的甜菜酒质量很差，有一股难闻的味道，而且尝起来有酸味。当时，大多数人都认为发酵是在特定的情况下自发产生的一系列化学反应。人们认为发酵需要的酵母是一种化学品。这种看法在 19 世纪 30 年代随着科学家通过实验证明酵母是"活的"而被改变。

巴氏消毒法（Pasteurization）

巴斯德的研究显示，微生物的污染是导致啤酒和葡萄酒变质的原因，而这大大提高了酒工业的成本。为了减少微生物污染，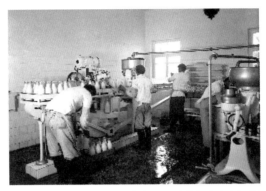

1939 年，工人在一家工厂里准备用巴氏消毒法为牛奶杀菌

巴斯德发明了一种简单的方法。他将酒加热到 50～60 摄氏度，这时大多数细菌和其他微生物就被杀死了。这就是人们现在所熟知的巴氏消毒法，它被广泛应用在各种食品（特别是牛奶）的加工之中。

　　巴斯德分析了那批变酸了的酒的化学成分，发现除了酒精，这批酒还含有一部分乳酸。当他通过显微镜观察未变质的酒和变质的酒的沉积物时，他发现未变质的酒有大量的酵母菌沉积，但是含有乳酸的变质的酒含有比酵母细胞小很多的细胞。巴斯德发现了两种发酵反应：一种会产生酒精，而另一种会产生乳酸。1857 年，他通过实验证实了在生物体内两种发酵反应均会发生。酵母菌发酵会产生酒精，而乳酸发酵则是由细菌造成的。

　　在巴斯德的研究中，他发现发酵反应可以通过将氧气输送到正在发酵的液体中来阻止。由此他得出结论，酵母和细菌只能在无氧条件下进行发酵。根据这一发现，他创立了"需氧（Aerobic）"和"厌氧（Anaerobic）"两个术语来形容生物喜欢在有氧或无氧

的环境下生存。

巴斯德对变质的啤酒和葡萄酒的研究，使他开始对微生物致病这一观点产生兴趣。

自然发生理论被否定

虽然在几个世纪前雷迪的研究使自然发生理论受到质疑，但自然发生理论依然没有退出历史舞台。

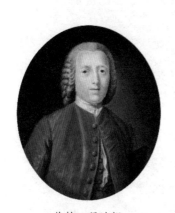
约翰·尼达姆

18 世纪早期，法国自然学家乔治·布丰和英国自然学家约翰·尼达姆是自然发生理论的拥护者。他们认为所有有生命的物体都含有一种叫"生命原子"的东西，它们保障生物体的正常功能和活动。他们认为在生物死亡之后，这些"生命原子"会被排出，然后生成新的生物。他们都认为，在用显微镜观察池塘里的水时，那些会动的物体是被死亡的生物排出的"生命原子"。

1745 年，尼达姆发表了一份实验报告。实验过程如下：他水煮了蔬菜和肉以杀死所有的微生物，然后将装有蔬菜肉汤的瓶子密封起来。在几天后，尼达姆发现汤变得浑浊了。他将其中的一滴肉汤放在显微镜下进行观察，发现其中有大量新的微生物。

尼达姆认为这足以证明这些新的微生物是通过水煮而被杀死

的微生物所释放的"生命原子"自发生成的。而事实是，他的实验是有缺陷的，因为他并没有煮足够长的时间，所以微生物并没有被全部杀死。

当意大利生理学家拉扎罗·斯帕拉捷利用显微镜观察了各种微环境后，他肯定了列文虎克等人的观点——这些在镜头下活动的小东西是活的生物。通过一系列实验，斯帕拉捷确定了各种微生物对热的敏感度不同，有些微生物甚至可以在煮沸了近一个小时的液体中存活。进一步的实验使他得出微生物是被空气带进他的烧瓶中的这个结论。

而尼达姆则一直认为自己是对的，称斯帕拉捷是因为将生物煮沸过长时间，使得其中的"生命原子"被破坏了，而斯帕拉捷将他的烧瓶密封了起来导致新的"生命原子"无法通过空气进入瓶中并生成新的生物。

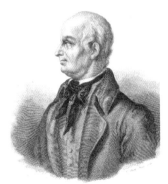

1858 年，巴斯德通过一种棉花过滤器来过滤空气，并用显微镜观察其中的棉花。他发现棉花中充满了微生物，其中很多类似于腐败的有机物中的细菌。这也证实了将肉汤置于空气中会混入空气中的微生物的观点，同时否定了"生命原子"的观点。

拉扎罗·斯帕拉捷

19 世纪 60 年代，围绕自然发生理论和微生物理论，医学领域展开了一场争论。1860 年，巴黎科学院悬赏可以完整解释或否定自然发生理论的人。巴斯德认为自然发生理论已经严重阻碍了医学的进一步发展，他通过一系列严密且具有开创性的实验，成了那个完全推翻自然发生理论的人。他的研究也得到了巴黎科学院的认可。

1864 年 4 月，巴斯德在巴黎大学的致辞中说："我们必须承认自然发生理论已经影响我们太久了……这是一项我必须挑战的理论。"

在巴斯德的演讲中，他告诉观众自己是如何制作一些拥有长而扭曲的"脖子"的烧瓶（也就是鹅颈瓶）的，然后他用煮沸的肉汤对它们进行消毒。鹅瓶颈设计能够使烧瓶中的空气和外面的空气相通，但是微生物会被困在鹅颈瓶的弯曲部位中，无法进入烧瓶内部。如果"生命原子"是存在的，那么鹅颈瓶的这个弯曲部位也不会有任何阻挡效果。

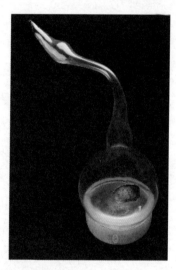

他的预测是正确的，只要弯曲部位保持完整，烧瓶中的肉汤就会保持无菌状态。巴斯德的实验已经持续了四年，但他依然没有发现烧瓶的肉汤中有微生物的痕迹。然而，如果鹅颈瓶的弯曲部位被破坏，微生物就会进入肉汤中，使肉汤腐烂。

巴斯德鹅颈瓶的复制品

在巴斯德的演讲结束时，他鼓励观众思考微生物在生物世界中所扮演的角色，并告诉他们："这是一个值得探索的课题，这些小小的生物扮演着重要的、非凡的角色。"

在接下来的 20 年中，巴斯德对微生物进行了一系列研究。在这个过程中，他进一步指出了微生物在制造啤酒、葡萄酒和丝绸等方面的作用。他也因此成了那个时代最著名的科学家和民族英雄之一。

建立联系

巴斯德证明了微生物的存在和它在发酵过程中起到的作用，但他还没有找到微生物和疾病的关系。科学家可以从已经感染的伤口中分离出微生物，但它们是感染的原因还是结果呢？

正如我们将在下一章看到的，约瑟夫·李斯特（Joseph Lister）受到了巴斯德的启发，在 19 世纪 60 年代将抗菌剂应用在手术中，产生了极好的效果。

科赫出生于德国西北部一个银矿小镇。在年幼时，科赫便表现出了科学和数学天赋。1866 年，他从哥廷根大学医学专业毕业。在战争中，他在军队中担任军医，并在战争结束后投入临床工作中。

科赫很清楚微生物学这个新领域的研究进展和发现。细菌在疾病中起的作用一直是医学领域争论的焦点。巴斯德已经发现了细菌在生物腐烂中所起的作用；李斯特证明了无菌手术的重要性；而科赫的解剖学老师雅各布·亨勒也宣称疾病可能是由微生物引起的。

炭疽病

科赫研究了炭疽病是怎样产生的。在科赫所在的德国韦尔斯坦因，这种疾病使 528 个人和 56000 头家畜死亡。之前的研究表明，一种杆状微生物存在于生病的动物的血液中，如果接触到了人的伤口，便有可能传染给人类。并且曾有过患病动物的牧场会对其他在此地生活的动物产生威胁，这种威胁会持续很多年。

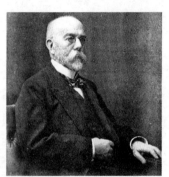

罗伯特·科赫

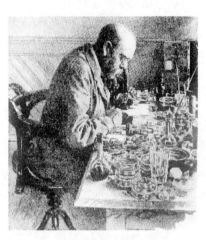

科赫在实验室工作

在一系列的实验中，科赫发现一只注射过死于炭疽病的羊的血的老鼠会在第二天死亡，老鼠的血液样本中会出现相同的杆状物。当给第二只老鼠注射第一只死亡的老鼠的血液后，第二只老鼠的血液样本中会产生相同的杆状物。科赫认为，这种杆状物是活着的细菌，而它们的出现则代表了疾病会传染。然而，他还无法解释为什么在血液样本中的细菌几天后就变得无害了，但那些土壤的致病性却能持续很多年。

　　科赫研发了许多新的技术，在显微镜领域也有所成就。他能够通过显微镜观察细菌在一段时间内的生长情况。他发现，在理想条件下，细菌会形成具有球形结构的长丝。

　　进一步的实验表明，在理想条件下，细菌会从这些球体中重新出现。科赫认为这些球体实际上是孢子，它们使细菌在恶劣的条件下存活下来。这些孢子污染了土壤，使土壤多年都具有致病性。在认识到孢子的重要性后，科赫建议焚毁染病动物的尸体以避免产生孢子。

　　在研究炭疽病的生命周期时，科赫已经成了第一位将特定的细菌和某种疾病直接联系起来的人。1876 年，科赫的研究成果被发表，他打开了通往医学新时代的大门。

　　科赫提出了一个重要理论，即人体感染不同的细菌会产生

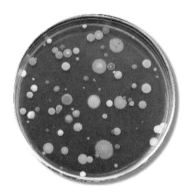

培养皿和菌落

不同的症状。只有在了解了致病细菌后，我们才能充分理解每种疾病的致病原因。并且，他认为寻求传染病的共同点是无用的。他继续专注于改善技术以培养出更纯净的细菌菌落。他的一位助手朱利斯·佩特里（Julius Petri）设计了一种带盖的容器，也就是现在广为人知的培养皿，人们可以用它在不受外界污染的条件下培养细菌。

利用培养皿，科赫研究了不同化学物质对细菌的影响，并且在消毒和灭菌领域做出了重大贡献。

肺结核

1882 年 3 月 24 日，科赫在柏林生理学会议中报告了他对肺结核的病原菌的研究成果。他的这次报告在医学界产生了极大的影响。

肺结核是一种十分危险的疾病，当时欧洲有七分之一的人死于此病。科赫是第一个成功分离肺结核的病原菌的科学家。他在患者的痰液和肺泡中检测到了结核杆菌，并且发现患者的痰液可以传染其他健康的动物。因此，科赫认为痰是疾病的主要传染源，并推测病情严重的肺结核患者的痰液里存在更多的结核杆菌，而且更具传染性。虽然结核杆菌无法在生物体外存活，但是它们可以在干痰中存活并保持感染能力数周。肺结核现在被认为是一个公共卫生问题，预防肺结核，正确处理患者的痰液并及时消毒可以说是至关重要的。

科赫法则

在科赫研究肺结核期间，为了验证某种疾病是由某种特定的细菌导致的，他设定了一系列验证标准，这些验证标准经过后人的修订，变为现在的科赫法则。

- 被感染的物体（植物、动物）或组织包含大量可疑的微生物，而在健康者体内则没有。
- 从被感染的生物体或组织中分离出这样的微生物并纯化培养。
- 当将培养的微生物引入健康的生物体时，这个生物体会感染同样的疾病。

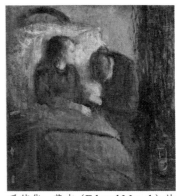

爱德华·蒙克（Edvard Munch）的油画《生病的孩子》，描绘了他的妹妹感染了霍乱

- 再次提取和分离"第二代"微生物，并证明它们与原始微生物相同。

科赫法则也有一定的限制，比如，它仅限于传染性疾病。此外，一些细菌，比如皮肤上常见的葡萄球菌，一般是无害的，但在某些情况下会引起疾病。同样，人们在接触细菌（如结核杆菌）后，并不一定会感染疾病。

科赫和霍乱

1883 年，德国政府派科赫等科学家前往埃及和印度研究当地霍乱。当时的霍乱是从印度传播到埃及的，整个欧洲都陷入了恐慌。

科赫从测试每一个患者的肠道菌种开始，他在其中找到了一种几乎每个患者都有的细菌。他通过 17 位患者追踪到了一口提供日常用水的水井，并在其中发现了同样的细菌。他还找到了当地首位患病的患者，并在其衣物上发现了同样的细菌。看起来，这种细菌好像就是导致霍乱的罪魁祸首。

科赫认为恒河流域的疫情暴发是可预测的。当洪水暴发之后，会产生沼泽和湿地。此时，细菌会大量繁殖并遍布周边地区。人们饮用了被细菌污染的水就会患病，而患者的排泄物会再一次污染水源。

科赫的发现表明，想要阻止霍乱的扩散，洁净的水源是十分必要的。如果疫区使用净化过的水，那么疫情的扩散就会停止。

1892 年，德国汉堡暴发霍乱，而附近的阿尔托纳镇则幸免于难。这正好证明了科赫的发现，因为以前阿尔托纳镇的水质很差，所以水过滤系统早已就位。通过分析两个城镇的供水情况，科赫证明了有效地过滤水可能有助于防止疫情暴发。

科赫和巴斯德

科赫和巴斯德并不总是意气相投。当巴斯德想通过免疫的手段让人们免于患病的时候，科赫却专注于改善公共卫生条件。科赫批评了巴斯德关于炭疽病的研究，指责他使用不纯净的培养皿，并且声称他的预防接种研究是错误的。法国公众对科赫攻击他们的民族英雄感到愤怒。面对科赫的质疑，巴斯德把自己的助理路易斯·蒂利耶（Louis Thuillier）派去了普鲁士，演示他的炭疽病预防接种办法。实验非常成功，巴斯德的理论也在德国被广泛接受了。蒂利耶写道："科赫的同事并不喜欢他……他有一点儿粗野。"科赫回应道："巴斯德不是医生，关于病理，他没法做出全面的判断。"

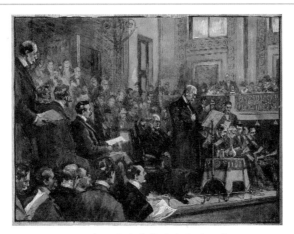

1901 年科赫在伦敦介绍他的研究

细菌学创始人

科赫被大多数人认为是现代细菌学的创始人。他的发现对于研发特定细菌的治疗方法做出了巨大的贡献。科赫一生取得了很多成果，他在追求以证据为基础的研究中一丝不苟、毫不妥协。科赫为医学研究做出了赫赫之功，1905 年，他被授予诺贝尔奖。

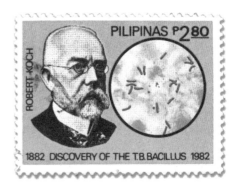

纪念罗伯特·科赫发现结核杆菌的邮票

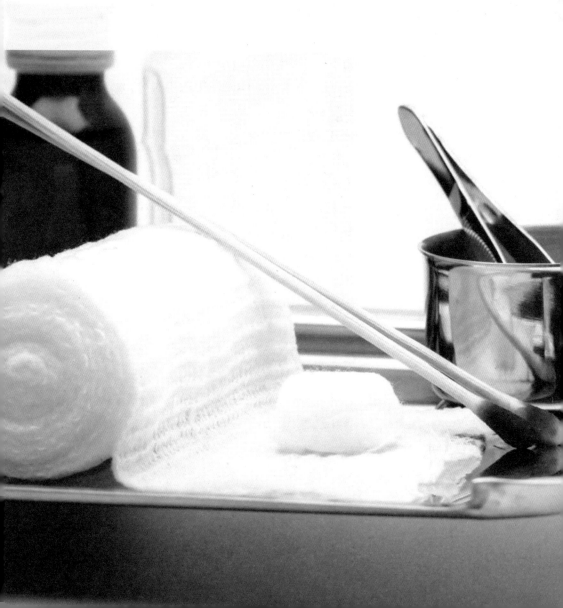

第八章

对抗感染

对抗感染

抗菌剂发展时间线

抗菌剂发展时间线	
公元前 5 世纪	古埃及人将树脂、石脑油、沥青、植物油、香料等混合在一起，来为即将被埋葬的尸体防腐。
2 世纪	盖伦用葡萄酒处理角斗士的伤口。
13 世纪	意大利医生卢卡·休（Hugh of Lucca）创建了博洛尼亚医学院。
1843 年	奥利弗·温德尔·霍姆斯（Oliver Wendell Holmes）研究了产褥热，这是一种令产妇饱受折磨的致命疾病。
1847 年	伊格纳兹·塞麦尔维斯（Ignaz Semmelweis）发现在分娩时，由医生和医学院学生接生的产妇的死亡率远远高于那些由助产士接生的产妇。他证明了洗手可以预防感染。
1865 年	李斯特使用苯酚处理患者的伤口，患者的伤口愈合了且未发生感染。
1877 年	李斯特成为伦敦国王学院外科学教授。他推广了自己的抗菌方法，手术死亡率下降了。与此同时，科赫成功地分离了炭疽杆菌和伤寒杆菌，验证了细菌理论的有效性。
1889 年	威廉·斯图尔特·霍尔斯特德（William Steward Halsted）建议外科医生戴橡胶手套。

受巴斯德的有机物腐烂是由空气中的微生物引发的这一观点的影响，李斯特认为，如果这些微生物在感染前就被消灭，那么手术的成功率将会大大提高。他通过在医护人员、患者伤口和手术器械上喷洒苯酚来进行消毒，这个方法大大提高了手术成功率，该方法也被认为是医学史上的一大重要突破。

古代的抗菌剂

早在微生物在感染中的作用被确认之前，人们就已经用各种措施来防止伤口感染了。古埃及人将树脂、石脑油、沥青、植物油、香料等混合在一起，来为即将被埋葬的尸体防腐。这种制剂的效果可以通过埃及木乃伊令人震惊的保存程度来评判。

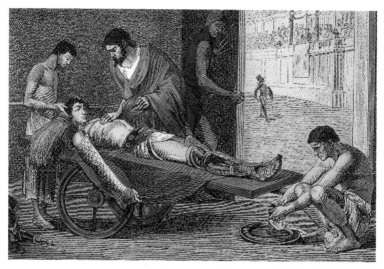

盖伦在帕加玛为角斗士治疗的想象图

铜也是非常有效的抗菌剂，虽然其原理至今也没有被人们完全理解。超过 99.9% 的高感染性大肠杆菌会在与铜接触的几个小时内被杀死。在美索不达米亚平原，人们很早就认识到了铜的抗菌性，并用铜器来储藏饮用水。

抗菌和灭菌
抗菌（Antisepsis）主要在于阻止微生物的生长和繁殖，由希腊单词"反对"（Anti）和"推迟"（Sepsis）组合得来。杀死微生物使其丧失生长和繁殖能力的措施被称为灭菌。

希波克拉底建议使用葡萄酒和醋来对伤口消毒，他还认识到清洁对预防感染的重要性，他写道："用于冲洗伤口的水必须是纯净水或煮沸的水；并且手术操作员的手和指甲必须干净。"

古罗马人也会用葡萄酒来处理伤口，盖伦就十分相信它的功效。他会用葡萄酒处理角斗士的伤口，并声称经过治疗的角斗士都活了下来。2007 年，研究人员发现葡萄酒中的有机化合物具有有效的抗菌性。比如，伤寒杆菌会在接触葡萄酒的 30 秒后被杀死，但只有当葡萄酒中的酒精度数超过 50% 时才有效，而酒精度数不高的葡萄酒需要两三天才能将细菌杀死。也许，古希腊人比现代人更喜爱高度数的葡萄酒。

博洛尼亚医学院

中世纪伟大的外科医生卢卡 · 休成立了著名的博洛尼亚医学

院。受阿拉伯和古希腊医学的影响，卢卡·休是一位治疗外伤的先驱。他在外科手术上的思想被他的学生西奥多里克（Theodoric）记录成书，并流传至今。当时人们认为伤口产生脓肿是正常的现象，这是伤口愈合的重要标志。西奥多里克写道："没有比这更大的错误了。这种观念是错误的，会阻碍伤口的愈合。"西奥多里克也因其抗菌和麻醉实验而闻名于世。与此同时，在法国蒙彼利埃的亨利·德蒙得维尔（Henri de Mondeville）也在质疑传统的伤口治疗方法，并提出要用纯净水或煮沸的水清洗伤口。

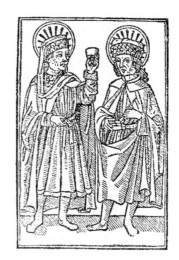

卢卡·休和他的学生

"健康的脓肿"

许多世纪以来，化脓被认为是伤口正在愈合的标志。这一说法可以追溯到希波克拉底时期，他曾说："如果伤口化脓且呈白色，这是好事，它马上就会愈合……但如果脓肿黏稠且发暗，死亡就离你不远了。"在早期的西方医学界，盖伦是支持脓肿有益的人。不过，盖伦本人并不认为脓肿是伤口愈合的必然阶段，他认为为伤口去脓肿是十分有必要的。

令人遗憾的是，西奥多里克等人遭到了捍卫盖伦理论的人们的抵制。在美国内战期间，依然有一旦伤口出现脓肿就会马上康复的说法。直到巴斯德、李斯特和其他医学家在19世纪证实了细菌理论，人们才终于认识到脓肿是感染的标志，而不是伤口愈合的标志。

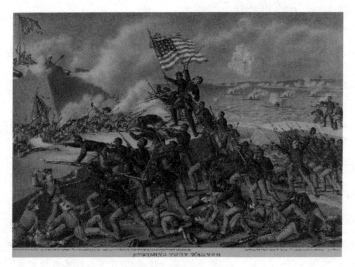

美国内战和受伤的士兵

产褥热

产褥热，又称分娩热，是一种致命的感染性疾病，在 18 世纪和 19 世纪深深困扰着刚刚分娩的女性。随着越来越多的女性选择在医院分娩，产褥热几乎"摧垮"了产科病房。苏格兰医生约翰·麦金托什

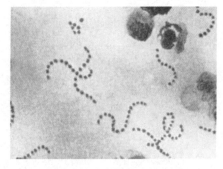

被认为导致产褥热的链球菌

（John Mackintosh）在 19 世纪 20 年代所写的文章中评论道："英国的每个角落都有因这种可怕的疾病而沉痛哀悼的人。"当时，产褥热的死亡率高达 80%。

产褥热的症状令人痛苦不安。在大多数情况下，症状会在分娩的第三天出现，刚开始患者会出现僵硬、头痛和浑身发冷等症状，接着会出现高热、出汗和口渴等症状。患者在一开始会感到轻微腹痛，之后越发严重。由于腹痛，患者的呼吸会变得急促，心跳加速，心率上升到每分钟 140 次，之后患者很可能会感到恶心，还会出现排尿困难的情况，前期表现为便秘，后期则变为腹泻。

产科医生并不知道为何会产生这种情况，也不知道该如何预防。有些医生将这种疾病归咎于不良的生活环境，如空气中"有害的液体"或"有害的气体"。他们不知道的是，他们才是"罪魁祸首"。

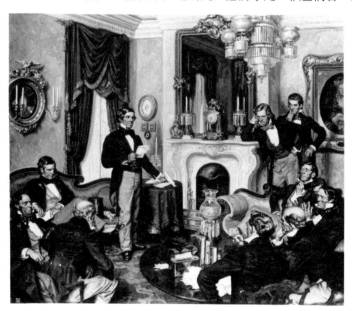

霍姆斯和波士顿医学改善学会

诗人兼医生奥利弗·温德尔·霍姆斯记录了发生在美国波士顿的几起案例，他认为这些案例足以证明产褥热的传染性，他提出了医生将感染原从尸体带到了产妇身上这一观点。在一篇文章里，他写道："医生所经之处，就会出现 10 例、20 例、30 例甚至更多的病例，真是一个奇怪的巧合。"

霍姆斯着重介绍了威廉·坎贝尔（William Campbell）的案例。坎贝尔是爱丁堡的一名医生，他了解产褥热的症状，并像许多人一样否认了它的传染性。坎贝尔解剖了一名因产褥热而死的妇女，并将妇女的子宫放进自己的大衣口袋里以便向他的学生展示。然后，坎贝尔继续穿着这件大衣去给一名产妇接生，这名产妇随后去世了。之后，坎贝尔穿着这件大衣给他的学生送手术钳，他的学生当时在为一名女士做手术，这名女士后来也去世了。霍姆斯认为坎贝尔的这种行为是犯罪。

在那个时期，外科医生在手术前洗手是很罕见的。他们或许会穿手术服，然而手术服上往往沾着血液和其他体液，他们还使用未经消毒的仪器。1854 年，费城杰斐逊医学院的查尔斯·梅格斯（Charles Meigs）声称，医生是绅士，而绅士的手很干净。

塞麦尔维斯

塞麦尔维斯出生于匈牙利，并在维也纳学医。1847 年，他开始在维也纳的一所医学院担任产科助理医生。当时，他观察到了一种现象：在分娩时，由医生和医学院学生接生的产妇的死亡率远远高于那些由助产士接生的产妇。

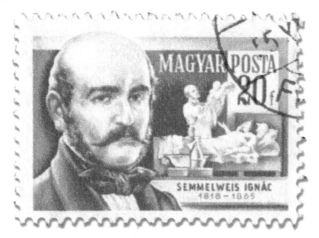

纪念塞麦尔维斯的邮票

　　塞麦尔维斯没有注意到霍姆斯提出过类似的观点，他得出的结论是，处理过产褥热患者尸体的医生和医学院学生感染了产妇。

　　他认为，所有医生在做手术前都应该洗手。当这项措施开始实施之后，被医生和医学院学生接生的产妇因产褥热而死亡的概率大大下降。然而不幸的是，当时塞麦尔维斯所在的医院认为死亡率降低是因为医院采用了新的通风系统。

　　可悲的是，塞麦尔维斯也没有赢得同事们的支持，他的同事们认为将疾病的传播归咎于医生是一种侮辱，他们都觉得塞麦尔维斯傲慢又教条。

　　塞麦尔维斯证明了洗手可以预防感染，但直到他去世后20年，他的研究成果才被重视起来并获得认可。在抗菌剂被发明出来后，人们才充分地认识到了洗手的重要性。

　　发现引起产褥热的细菌通常被认为是李斯特的功劳。随后，这种细菌被命名为化脓性链球菌。直到 20 世纪 30 年代磺胺类药物和青霉素出现，对化脓性链球菌的治疗才有了进展。

手部卫生

预防感染十分重要。军团菌病、甲型病毒性肝炎、细菌性脑膜炎和轮状病毒性肠炎等传染病，以及耐甲氧西林金黄色葡萄球菌等抗药病菌都有可能感染患者。交叉感染是细菌传播的主要途径。保持手部卫生被认为是预防感染的重要措施。

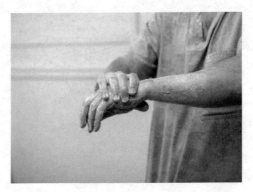

医生在手术前清洗双手

约瑟夫·李斯特

说起在医学史上的影响力，李斯特在抗菌剂上的成就应该可以与巴斯德在细菌理论上的成就相提并论。

李斯特在伦敦大学学院接受培训，他学习了植物学、外科和内科知识，之后他成了格拉斯哥的一位外科医生。那时，手术对于患者来说是一件非常危险的事情。患者在手术中被感染的情况非常普遍，手术的死亡率也非常高，几乎有一半的人在手术过程中死亡。"手术成功、患者死亡"在当时非常普遍。

李斯特曾担任埃里克森爵士的伤口缝合师。埃里克森爵士是皇家外科医院的院长，他认为超过一半的患者会在手术中感染，原因是医院里的瘴气会感染在医院做手术的人。而李斯特不这么认为，他曾观察到如果伤口在手术时被清洁过，那么它大概率会痊愈。他认为有其他东西引发了感染。

阅读巴斯德的文献使李斯特有了灵感。李斯特写道："巴斯德的研究表明，空气中的感染性物质来自飘浮在空气中的微生物……我认为患者的伤口感染也许可以避免……通过在伤口上涂抹可以杀死空气中的微生物的物质就能避免伤口感染。"

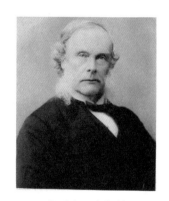

约瑟夫·李斯特

李斯特了解到卡莱尔市政府曾使用苯酚来处理污水，他就尝试用苯酚处理伤口。1856 年，他把苯酚抹在一位腿复合性骨折的男孩的伤口上。几周之后，男孩痊愈出院了，伤口完全没有被感染。要知道这在之前，很有可能发生的事是男孩被感染、截肢、甚至死亡。

由于直接使用苯酚会刺激皮肤，李斯特将它溶于油中，然后将它与白色粉末混合，形成一种糊状物并把它涂抹于伤口处。在之后的两年里，李斯特治疗了 11 例复合性骨折患者，其中 9 人没有被感染且伤口愈合了，他也将这种方法应用在了其他手术上。

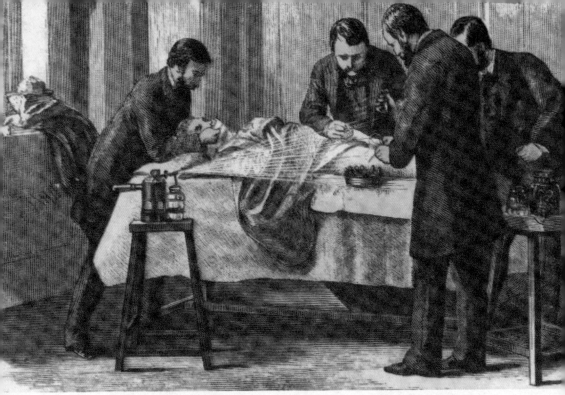

李斯特的抗菌方法阻止了传染病的传播

1867 年，李斯特在《柳叶刀》杂志上发表了一系列研究成果，并指出他的新方法"效果令人十分满意，可以被广泛应用"。他的方法的确令人满意，应用了李斯特的方法的手术死亡率从最初的 45%下降到了 15%左右。

李斯特的抗菌方法在一定程度上被人们接受了。同他一起工作过的同事和详细了解过他的方法的人都是他的狂热支持者。李斯特在德国等地受到追捧，但是在伦敦，情况却并非如此。一些医生认为李斯特是"没事找事"而拒绝使用他的方法。据称，一名外科医生在手术时嘲讽地要求护士把门关上，以防"李斯特先生的细菌"进入手术室。

约瑟夫·李斯特和真理

"在进行研究时,我们要永远记住每个问题都有属于它的真理。这听上去简单,但经常被忽视。在我年轻的时候,我曾和一位颇有声誉的老师讨论了我曾经观察到的一些现象。我非常震惊和悲伤地发现,虽然所有的事实都摆在他面前,但只有那些能印证他所熟知的理论的东西才能引起他的注意。"

——约瑟夫·李斯特,1876 年

不久后,伦敦大学学院指出,李斯特的方法在预防手术并发症中有惊人的效果。当时,手术最危险的并发症之一是脓毒症——一种由细菌侵入血液而引起的严重的症状。据称,没有经过抗菌处理的患者会出现脓毒症的症状。

1877 年,李斯特受邀成为伦敦国王学院外科学教授,他认为这是继续推广他的抗菌方法的好机会。起初,他并没有受到认可,医学院学生们甚至在他的第一节课上辱骂他,医院的护士也会在他和他的助手要求给患者用抗菌剂时拒绝他们。

然而,李斯特的声誉还是越来越高了,因为在使用抗菌剂后,死亡率确实下降了。伦敦的医生也开始接受李斯特的观点,特别是当巴斯德和科赫证实了细菌理论并获得广泛认可后,抗菌剂在预防感染方面的重要性就变得无可置疑了。

从抗菌到无菌

一些李斯特的反对者声称医院卫生标准的提升才是手术死亡率

下降的原因。1859 年，弗洛伦斯·南丁格尔发表了关于恶劣的卫生环境对克里米亚战争医院死亡人数的影响的文章。她的发现使许多人相信，良好的卫生条件才是减少感染的原因。

李斯特并不是很赞同无菌操作。据记载，1883 年，李斯特依然穿着沾满了血迹的老旧蓝色长袍做手术。

1877 年，科赫成功分离出了炭疽杆菌和伤寒杆菌，为细菌理论提供了令人信服的证据。科赫还证明了利用蒸汽和高温进行灭菌与利用化学物质灭菌一样有效。因此，德国外科医生开始采用无菌手段来对抗感染，他们用的方法是基于科赫的实验室消毒法。

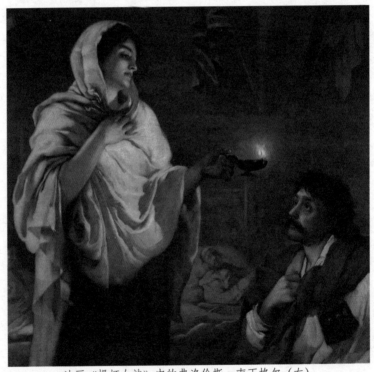

油画《提灯女神》中的弗洛伦斯·南丁格尔（左）

随着科赫的研究成果的发表，对抗感染的手段也开始由使用抗菌剂转向无菌处理。1883 年，德国外科医生古斯塔夫· 诺埃伯（Gustav Neuber）开始使用经过消毒的器械，并且要求医生在手术室穿着无菌衣帽。诺埃伯在德国基尔设立的医院于 1886 年开业，被很多人认为是世界上第一家无菌医院。

现在，医院对抗感染主要依赖于无菌处理而不是抗菌剂。抗菌剂可以用在患者身上、医疗器械上和周边环境中，杀死有可能致病的微生物以防止它们感染伤口。而在无菌处理中，通过使用蒸汽消毒仪器和抗菌剂等，打造无菌环境，以隔绝细菌。

戴上手套

1889 年，霍尔斯特德在美国巴尔的摩约翰霍普金斯医院介绍了橡胶手套的作用。这不是为了保护患者，而是为了保护他的未婚妻卡罗琳·汉普顿，因为她对当时使用的抗菌剂过敏。霍尔斯特德记录道："我在纽约请求古德伊尔橡胶公司制作两双橡胶手套。经过实践，结果令人满意，我又订购了更多的手套。"

1892 年，霍尔斯特德的学生约瑟夫·布拉德古德（Joseph Bloodgood）在 1896—1899 年期间持续戴手套做手术，并于1899 年发表了一份关于 450 多例疝气手术的学术报告，指出戴手套进行手术，感染率大幅下降。

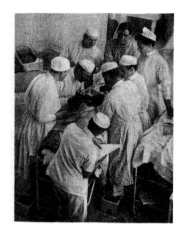

1904 年，霍尔斯特德在做手术

第九章
接种疫苗

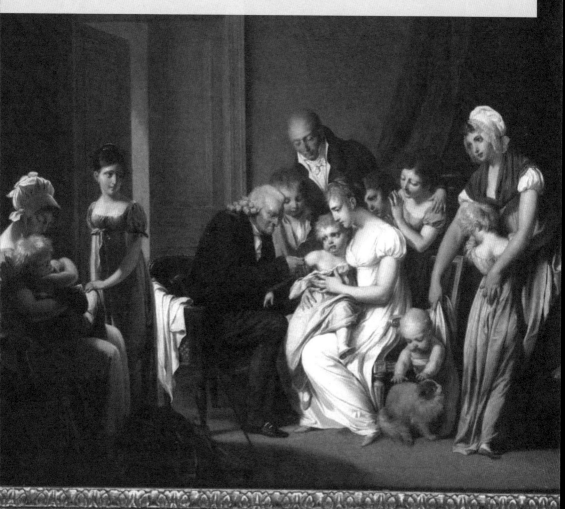

接种疫苗

免疫发展时间线

免疫发展时间线	
公元前 430 年—公元前 427 年	雅典瘟疫期间，修昔底德发现那些从瘟疫中幸存的人们获得了抵抗再次感染的免疫力。
7 世纪	印度僧侣通过喝蛇毒来防止被毒蛇咬伤，这是已知最早的免疫接种记录。
1722 年	英国进行了天花接种，但效果不稳定。
1738 年	在美国卡罗来纳州暴发天花期间，美国进行大规模接种并且取得成功。
1742 年	中国医学著作《医宗金鉴》提出，可以让健康的孩子穿被感染天花孩子的内衣，以此获得对天花的免疫力。
1744 年	一个叫本杰明·杰斯提（Benjamin Jesty）的农民从感染牛痘的奶牛乳房中刮取痘痂，并将其注射到他妻子和儿子的胳膊上，他们成功地避免了天花的感染，但他的实验却遭到了嘲笑。
1796 年	爱德华·詹纳（Edward Jenner）在一个男孩身上测试牛痘接种时发现，男孩患上牛痘后，病情很快好转了。

1798 年	爱德华·詹纳发表了关于牛痘接种的研究成果。
1879 年	路易斯·巴斯德观察到，导致鸡霍乱的细菌经过多代培养后，其致病能力会逐渐减弱，甚至丧失致病能力。而在他将这些弱毒性细菌接种给鸡后，它们就对霍乱产生了免疫力。
1885 年	巴斯德将他的方法应用于狂犬病治疗中，治好了一个患狂犬病的男孩。
1887 年	巴斯德在巴黎建立了自己的研究所。
1890 年	出现了这样一种观点：宿主拥有免疫系统，可以防御微生物的入侵。

疫苗使我们获得了对某种疾病的免疫力，如果没有疫苗接种技术的出现，我们就不会享有今天的健康生活。通过弱化或灭活致病细菌可以进行疫苗的获取。这种疫苗使人体的免疫系统能够识别并杀死感染的细菌，并在再次感染同样的细菌时产生预防作用。虽然疫苗接种的机理在人类第一次疫苗研制出来数年后才被揭示，但人类对于它的认识却可以追溯到古希腊时期。

历史悠久的接种技术

修昔底德在雅典瘟疫时期一个重要的发现就是那些在鼠疫中幸存下来的人获得了对鼠疫的免疫力。此外，他也认识到获得的免疫力仅限于对鼠疫。也就是说，虽然鼠疫患者对鼠疫具有免疫性，但他们仍然可能患上其他疾病。修昔底德的这种观点在当时起到了积极作用，在鼠疫中幸存下来的雅典人因此而愿意去照顾其他的患者。

修昔底德并没有弄清楚感染的生物学原因，也没有去了解如何防止鼠疫感染。据说，7 世纪印度僧侣喝蛇毒来防止被毒蛇咬伤，这是已知最早的免疫接种记录。在公元 900 年，中国发现了一种天花接种的方法。当时的中医发现接触过天花疮痂的人不太容易患上天花，而且即便得了天花，也不会致命。当时的接种方法是从天花病患者的脓疱中取出少量脓汁擦在健康人的皮肤的抓痕上，或者把天花结痂压碎从鼻孔吸入。16 世纪的印度也有这样类似的接种方式。17 世纪，天花接种通过商贸往来，传入奥斯曼帝国。但由于接种有时可能会导致患者不幸死亡或毁容，所以人们对天花接种的接受程度是十分有限的。

玛丽·沃特利·蒙塔古（Mary Wortley Montague）是当时天花接种的支持者，她虽然幸存了下来，但却因为接种天花而被毁容。当蒙塔古和她的大使丈夫在伊斯坦布尔时，她让大使馆外科医生查尔斯·梅特兰（Charles Maitland）研究天花接种的技术。1718 年 3 月，她让梅特兰为自己五岁的儿子接种。在回到英国后，她成为这项技术的倡导者，并且让梅特兰在皇家医生面前为她四岁的女儿接种。

免疫建议

1742 年出版的中国医学著作《医宗金鉴》提出，可以让健康的孩子穿被感染儿童的内衣，以此获得对天花的免疫力。

在一项有争议的实验中，医师学会建议给六名死刑犯注射疫苗，并由查尔斯·梅特兰去执行这个实验，虽然他极不情愿，但令他欣慰的是，这些死刑犯都活了下来。作为对他们积极配合的奖励，参与实验的所有死刑犯都获得了自由，其中一个人还得到了护理天花患者的工作。虽然这样的实验有些不道德，但疫苗的功效得到了证实，这种做法逐渐在英国和美国流行起来。

到 1722 年年底，英国已经进行了 180 多次的疫苗接种，这个数量对于当时七百多万人口的国家来说并不算多。并且，接种的结果也不是很理想，大约 3% 的患者因天花接种而感染死去，这使人们对接种疫苗的安全性产生了怀疑。牧师埃德蒙·梅西（Edmund Massey）强烈反对接种疫苗，称这是一种"恶魔般"的行为。1729 年至 1738 年，疫苗接种几乎完全停止了。

1738 年，严重的天花疫情威胁到美国卡罗来纳州，人们再次开始大规模接种，接种拯救了上万人的性命。虽然当时接种确实有可能导致死亡，但比起天花的威胁，它仍然是增加生存率的好方法。

爱德华·詹纳

　　爱德华·詹纳虽然只是一名英国的乡村医生，但在医学史上却有着举足轻重的地位。他曾为使患者免受天花感染而进行疫苗接种。当时他听到一种说法，从奶牛身上感染了牛痘的人，都会对天花产生免疫力。据说，他听到一个挤奶女工吹嘘说："因为我得过牛痘，所以我永远都不会得天花，我永远都不会有一张丑陋的麻子脸。"这使得詹纳开始猜测，牛痘可能是一种更为安全的接种替代品。

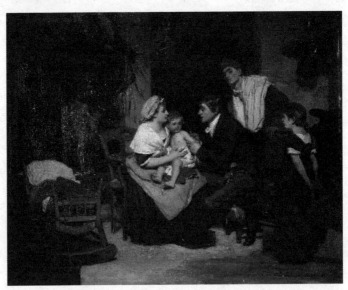

1844 年的油画描绘了爱德华·詹纳给一个男孩接种疫苗

1796 年 5 月，詹纳诊断了一名挤奶工手上的皮疹，发现她感染了牛痘。他决定利用这个机会验证自己的猜测。他找了一个男孩作为实验对象，在他的胳膊上划出一点儿伤痕，并在伤口上撒了挤奶工手上的皮疹碎屑。几天之内，男孩患上了牛痘，但病情很快就好转了，身体随之康复。

本杰明·杰斯提

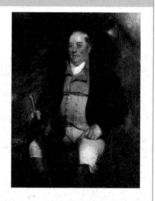

一位叫本杰明·杰斯提（1736—1816 年）的农民可能才是第一个提出接种天花疫苗的人。1774 年，当杰斯提居住的英格兰多赛特郡暴发天花时，他从感染牛痘的奶牛乳房中刮取痘痂，并将其注射到他妻子和两个儿子的胳膊上。虽然杰斯提一家在许多可能被感染的场合活动过，但他们并没有染

本杰明·杰斯提

上天花。杰斯提的实验受到了邻居的嘲笑，但是在 20 年后，詹纳关于疫苗接种的实验彻底改变了大家的看法。

在确认牛痘也可以在人与人之间进行了传播后，詹纳进行了下一步实验，也就是确定牛痘确实能使人体免受天花的侵害。詹纳给这个男孩注射了天花的接种材料，毫无疑问，这个男孩无论是当时还是以后，都没有患过天花。

詹纳进一步在很多人中做了这个实验。在随后的实验中他最终确认了接种牛痘可以让人产生对天花的免疫力。1798 年，他发表了

他的研究成果——《关于牛痘预防接种的原因与后果》。

这种通过皮下注射抗原让人获得免疫的方法，被称为接种（Vaccination），来自拉丁单词"牛"（Vacca）。詹纳的理论当时并没有被立即理解和接受，因为当时的医生并不能很容易地获得牛痘的病原体，所以难以复现詹纳的研究。而且当时医生手中的牛痘样本都混杂了天花病原体，所以他们的实验结果会显示接种牛痘并不会比接种天花安全。1853 年，当政府强制接种牛痘疫苗时，引发了抗议游行。甚至在今天，依然有类似的观点存在。

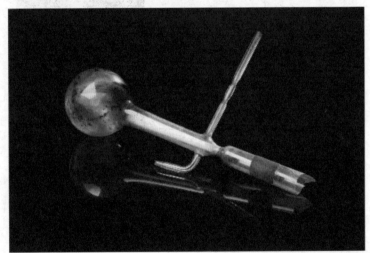

巴斯德的同事查尔斯·尚柏朗（Charles Chamberland）于 1870 年发明的一种过滤器，用于研究传染病

詹纳每天都处理着无数关于天花的信件，他称自己为"世界疫苗文员"。他获得了伦敦、格拉斯哥、爱丁堡和都柏林等城市颁发的奖章。为了表彰他的工作，英国政府分别在 1802 年和 1807 年给予了他巨额的奖金。

巴斯德再现

虽然詹纳的实验是成功的，但当时人们对免疫系统的理解并不深入。巴斯德对微生物做出了诸多贡献，他提出了疫苗接种可以应用于由微生物引起的疾病上。他进行了一系列实验，使本来致病的微生物变得无害并可以用于疫苗生产。

巴斯德也研究了炭疽病，这是一种极其严重的疾病，严重影响了畜牧业的发展。许多牲畜会因为极其严重的胃肠道和肺部症状而休克，甚至死亡。

炭疽病对法国畜牧业带来了巨大的危害，法国农民们眼睁睁地看着自己的牛羊在症状出现的数小时内便陆续死亡。并且牧场还会受到死于该病的牛羊的污染，第二年出现在这片牧场的牛羊又会感染这种疾病而死亡，从而形成恶性循环。科赫发现这是由于细菌形成的孢子可以在土壤中存活多年而引发的。

在科赫发现炭疽杆菌后不久，巴斯德就开始研制炭疽疫苗了。爱德华·詹纳之前已经证明，牛痘可以使人类免受天花的侵害。在早期的实验中，巴斯德发现注射炭疽杆菌的牛存活了下来。他推断，这些牛是因为接触过炭疽杆菌，并获得了对细菌的抵抗力才活下来的。

巴斯德在免疫学领域的第一个重大突破不是炭疽病，而是一种叫鸡霍乱的疾病。他观察到引起鸡霍乱的细菌在被培养了一代又一代之后，引发疾病的能力会被削弱。当他给健康的鸡注射弱毒性细菌时，鸡对这种弱毒性细菌产生了和注射初代细菌一样的抵抗力。

　　巴斯德希望将疫苗接种也应用于炭疽病的治疗中。为此，他制备了弱毒性炭疽杆菌培养物，并于 1881 年开始进行大规模的炭疽病疫苗接种实验。巴斯德的实验方法是为实验组绵羊每隔 12 天接种一次不同毒性的疫苗，一次比一次的毒性更强。而对照组的绵羊不接种疫苗。两周后，两组绵羊都被注射了毒性很强的炭疽杆菌菌株。在几天之内，对照组的绵羊陆续死亡，而实验组的绵羊都活了下来。

　　值得注意的是，在巴斯德进行他的实验时，没有人了解免疫系统是如何运行的，也没有人了解是什么决定了致病微生物的毒性，或者为何被减毒的微生物依然能引起免疫反应。巴斯德开始认为，减毒微生物只是与本来的致病微生物在宿主体内争夺营养物质。之后他认为，减毒微生物也许会释放毒素来阻止致病微生物的生长。宿主拥有免疫系统，可以防御微生物入侵的这一观点是 1890 年左右才开始出现的。

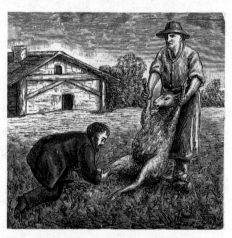

巴斯德给羊做炭疽病疫苗接种

狂犬病

巴斯德的猜想被证明是正确的，他把注意力又转向了另一种疾病——狂犬病。狂犬病在当时是一种可怕而神秘的疾病。巴斯德怀疑它也是由细菌引起的。实验结果表明，狂犬病不是由细菌引起的，而是由病毒引起的。1887 年，俄罗斯植物学家德米特里·伊万诺夫斯基（Dmitry Ivanovsky）揭示了病毒的性质，1898 年，荷兰微生物学家马丁努斯·贝耶林克（Martinus Beijerink）进一步推进了病毒的研究。

巴斯德在研制狂犬病疫苗时，他又一次尝试减弱狂犬病病毒毒性，但他发现自己无法分离和培养狂犬病病原体。在助手埃米尔·鲁克斯（Emile Roux）的建议下，巴斯德通过对死于狂犬病的兔子的脊髓提取物进行干燥来减弱狂犬病病毒的毒性。他发现，干燥了 14 天的兔子的脊髓提取物丧失了致病能力。当他用干燥了 14 天的兔子的脊髓提取物给狗接种时，他发现狗对狂犬病产生了

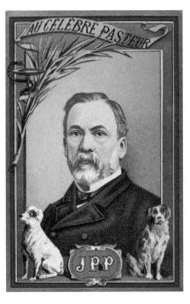

纪念巴斯德狂犬病研究的肖像

免疫力。

1885 年，9 岁的约瑟夫·梅斯特（Joseph Meister）被一只疯狗咬伤，他的母亲绝望地把他带到巴斯德面前。巴斯德给这个男孩注射了自己研制的狂犬病疫苗。令人高兴的是，男孩后来再也没有患上过狂犬病。

在随后的几年里，数百万人接受了巴斯德的抗狂犬病治疗。1887 年，路易斯·巴斯德在巴黎创立了以他的名字命名的研究所。从那时起，巴斯德研究所就成了众多传染病重大发现的所在地。

第十章

手术麻醉

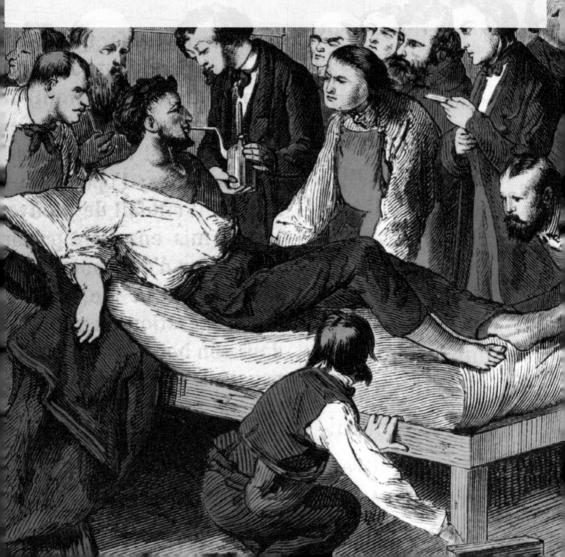

手术麻醉

麻醉发展时间线

麻醉发展时间线	
公元前 700 年	古柯叶被种植在安第斯山脉一带。
2 世纪	中国医师华佗研制出了一种名为麻沸散的药水，以减轻手术疼痛。
1275 年	西班牙化学家雷蒙德·鲁尔（Raymond Llull）发现了乙醚。
1540 年	巴拉塞尔苏斯（Paracelsus）用乙醚对鸡进行了实验，并指出当鸡喝了这种液体时，它们会长时间睡眠并且失去知觉。
1653 年	伯纳贝·科博（Bernabé Cobo）发现可通过咀嚼古柯叶减轻牙痛。
1799 年	汉弗莱·戴维（Humphrey Davy）介绍了吸入一氧化二氮后会产生的两种感觉。
1819 年	迈克尔·法拉第（Michael Faraday）发现一位受试者在吸入乙醚后，需要 20 多个小时才能完全恢复意识。
1824 年	亨利·希尔·希克曼（Henry Hill Hickman）提出了所谓的"假死"概念，他对许多动物进行了无痛手术。
1844 年	霍勒斯·威尔士（Horace Wells）在了解到一氧化二氮的作用后，吸入了一袋该气体，并要求他的同事拔掉他的一颗牙齿。

1845 年	爱尔兰外科医生弗朗西斯·林德（Francis Rynd）设计出了第一款用于人类患者的注射器。
1846 年	霍勒斯·威尔士的学生威廉·莫顿（William Morton）在手术中将乙醚用作麻醉剂。
1847 年	詹姆斯·杨·辛普森（James Young Simpson）将麻醉剂应用于产科。
1853 年	约翰·斯诺（John Snow）在维多利亚女王（Queen Victoria）生育利奥波德王子（Prince Leopold）和比阿特丽斯公主（Princess Beatrice）时，对其使用了氯仿。
1860 年	德国化学家阿尔伯特·尼曼（Albert Niemann）分离出了古柯叶中的活性成分，他将其命名为"可卡因"。
1884 年	卡尔·科勒（Karl Koller）将可卡因作为局部麻醉剂运用于手术中。
1904 年	阿尔弗雷德·爱因霍恩（Alfred Einhorn）获得了普鲁卡因（Novocaine）的专利，普鲁卡因很快成为标准的局部麻醉剂。
1942 年	哈罗德·格里菲斯（Harold Griffith）使用箭毒作为肌肉松弛剂，使其成了可以使用的更安全的麻醉剂。

使用麻醉剂是为了安全无痛地进行手术，在发现麻醉剂之前，手术对患者来说是痛苦和可怕的磨难——他们可能会选择死亡而不是遭受外科医生的手术刀。虽然人们一直在寻找有效的止痛方法，但是直到1846年，威廉·莫顿才成功地在手术中将乙醚用作麻醉剂，从而创造了历史。随着麻醉剂的使用，患者变得越来越愿意接受手术，并且外科技术得到了快速发展，外科医生能够将更多的时间用在手术上。

减轻疼痛的尝试自古以来就有，多数涉及草药疗法，如通过饮酒来减轻疼痛，采用"敲打"或压迫颈动脉使意识丧失。意大利的一种古老做法是，用一个木碗盖住患者的头部，然后在其上敲打直至患者失去知觉。然而，这些方法在手术时几乎无效。

手术给医生和患者带来了压力和焦虑，他们可能会因被迫承受的痛苦而遭受创伤。伦敦圣巴塞洛缪医院的外科医生约翰·阿伯内西（John Abernethy）表示，走进手术室就像"上吊"，他经常会哭着并呕吐着离开手术室。外科医生必须加快工作速度，以确保手术能够在患者休克前完成，涉及打开胸腔或腹部的手术几乎不可能顺利完成。

麻沸散

中国医师华佗研制了一种叫麻沸散的药水，这是一种从草药中提取的混合物，据说可以缓解疼痛。据说他给一名被箭所伤的患者服用了药水，患者丝毫没有疼痛的迹象。医学学者认为这是手术期间进行麻醉的第一个文献记载。

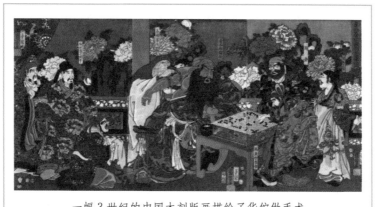

一幅 3 世纪的中国木刻版画描绘了华佗做手术

醚的发现

通过发酵制备酒精的做法十分古老。

在化学上与醇密切相关的是醚,醚是一种通过硫酸作用从醇中获得的化合物。乙醚是由西班牙化学家雷蒙德·鲁尔于 1275 年发

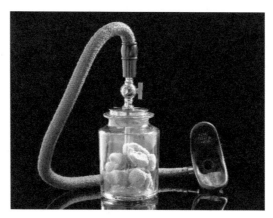

1847 年由威廉·莫顿发明的乙醚吸入器

现的。1540 年，德国化学家瓦勒里乌斯·科尔德斯（Valerius Cordus）介绍了通过将硫酸添加到乙醇中来合成醚的过程。和他同时代的巴拉塞尔苏斯也是较早地将化学药品应用于医疗的人。巴拉塞尔苏斯在鸡身上进行了乙醚的实验，并指出当鸡喝了乙醚时，它们会长时间睡眠并且失去知觉。

迈克尔·法拉第是最早研究吸入性醚的人之一，他于 1819 年发表了对乙醚镇痛作用的研究成果。一位受试者在吸入了乙醚后，经过了 20 多个小时才完全恢复了意识。但麻醉效果的不确定性，以及缺乏合理的用药指导，在一定程度上阻碍了乙醚在医学中的应用。

一氧化二氮

一氧化二氮由化学家约瑟夫·普里斯特利（Joseph Priestly）在 1772 年发现。汉弗莱·戴维的著作《化学和哲学》于 1799 年发表，介绍了在吸入一氧化二氮后会产生的两种感觉：欣快感（他创造了"笑气"一词）和疼痛减轻。戴维建议在手术过程中使用一氧化二氮来减轻疼痛，但这并未引起医疗机构的重视。

具有讽刺意味的是，虽然医疗机构对一氧化二氮和乙醚的镇痛作用没有引起足够的重视，但一些人却看到了一氧化二氮和乙醚的娱乐用途。在世纪之交，"笑气派对"和"乙醚游戏"变得非常流行。

假死

亨利·希尔·希克曼（1800—1830 年）是英国什罗普郡拉德洛（Ludlow in Shropshire）的全科医生。他提出了所谓的"假死"的概念，即通过吸入二氧化碳而诱发"假死"。他使用此方法对许多动物进行了无痛手术。

1824 年，希克曼写信给 T.A.奈特（T.A.Knight）——英国皇家学会的一位研究员，希克曼表示可以使用二氧化碳成功地进行无痛手术，但他的观点被忽视了。尽管如此，希克曼仍然值得赞扬，因为他是第一个积极寻找和使用麻醉剂的人。

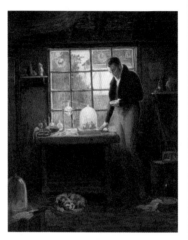

亨利·希尔·希克曼正在进行

二氧化碳麻醉实验

1844 年 12 月 10 日，在美国康涅狄格州的哈特福德，加德纳·昆西·科尔顿（Kardner Quincy Colton）演示了吸入一氧化二氮的作用。观众中有一位当地的牙医霍勒斯·威尔士，他一直在寻找一种减轻牙科手术疼痛的方法。威尔士注意到一个吸入了一氧化二氮的年轻人，这个年轻人在小腿受到重击后竟然感觉不到疼痛。第二天早上，威尔士在尝试吸了一袋一氧化二氮，并让他的同事约翰·里格斯（John Riggs）拔掉他的一颗牙齿。威尔士意识到自己找到了一种可以减轻拔牙疼痛的方法。他开始学习如何制作一氧化二氮，并开始在临床中使用。最终，他对整个操作过程有了足够的信心，就在波士顿的哈佛医学院进行演示。他给一名学生吸入了一氧化二氮，那名学生在拔牙时依然疼得大喊大叫，威尔士被当成了骗子，他对此非常不满。

威尔士前往欧洲，继续努力推广一氧化二氮的使用，巴黎医学会表现出兴趣。当他回到美国时，他发现在手术的麻醉中已经普遍在使用乙醚和氯仿了。威尔士结局悲惨，他在自己身上使用氯仿进行实验后，变得精神错乱，并于 1848 年在监狱中自杀。

乙醚

威廉·莫顿是霍勒斯·威尔士的学生，后来成为威尔士的商业合作伙伴，他曾参加过波士顿的那场灾难性的示威游行。莫顿渴望找到

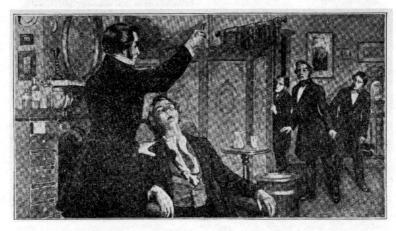

霍勒斯·威尔士展示了一氧化二氮的作用

一种比一氧化二氮更可靠、更有效的麻醉剂。当他还是哈佛大学医学院的学生时，他就了解到乙醚具有"使人失去知觉甚至变得麻木"的作用，并在他的化学老师查尔斯·杰克逊（Charles Jackson）的帮助下开始了对乙醚的研究。

1846 年 9 月 30 日，一个名叫埃比尼泽·弗罗斯特（Ebenezer Frost）的男子非常痛苦地来到莫顿的牙科诊所，要求拔掉一颗有问题的牙齿。莫顿在弗罗斯特脸上盖了一块沾有乙醚的手帕，通过这种方式让他吸入乙醚，然后顺利地拔掉了牙齿。弗罗斯特醒来后，对手术过程没有任何印象。莫顿后来对这件事进行了戏剧性的描述，称"我从没见过有呼吸的尸体"。

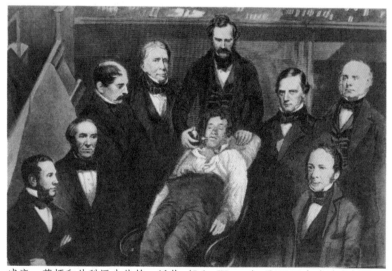

威廉·莫顿和外科医生约翰·沃伦（John Warren）于 1846 年在波士顿的马萨诸塞州综合医院为葛伦·雅培（Glenn Abbott）服用乙醚

莫顿认为自己使用乙醚的做法取得了成功，并向马萨诸塞州综合医院的外科医生约翰·沃伦博士展示了他的方法。1846 年 10 月 16 日，莫顿使用了自己新设计的"里昂吸入器"，对当地的一个印刷工——爱德华.G.艾伯特实施了乙醚气体吸入麻醉，并从艾伯特的颈部切除了一个肿瘤，艾伯特没有任何不适的迹象。因为艾伯特只是处于半昏迷状态，所以他记住了手术中发生的事，同时这次演示也证实了乙醚具有减轻疼痛的作用。第二天，外科医生乔治·海沃德（George Hayward）从一个女人的手臂上切除了一个大肿瘤，这次的麻醉效果更好。

起初，莫顿想要隐瞒自己的发现，以便他申请专利。随后，莫顿和杰克逊之间发生了一场不太体面的争论：争论这个发现应归功于谁。威尔士提出了对自己有利的主张。

来自美国佐治亚州的医生克劳福德·朗（Crawford Long）进一步混淆了视听，他表示自 1842 年以来，自己就一直在手术中使用乙醚。为什么克劳福德·朗要等到 1849 年才公布自己的发现，仍然是一个谜。

1868 年，莫顿突然去世，享年 48 岁，死因可能是脑出血。而杰克逊于 1880 年在一家精神病院中去世。

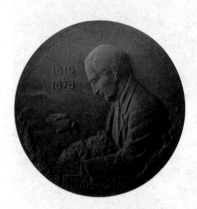

克劳福德·朗的纪念章

消息的传播

麻醉剂实验成功的消息迅速传开，1846 年 12 月，英国开始使用麻醉剂。12 月 19 日，当弗朗西斯·布特（Francis Boott）医生得知莫顿取得成功后，他让伦敦牙医詹姆斯·罗宾逊（James Robinson）使用麻醉剂给朗斯代尔小姐拔牙。罗伯特·利斯顿（Robert Liston）是当时伦敦首屈一指的外科医生，他了解了罗宾逊对患者使用了麻醉剂的效果后，同意在大学学院医院（University College Hospital）通过乙醚麻醉进行截肢手术，并取得了成功。

氯 仿

詹姆斯·杨·辛普森是爱丁堡助产学教授，他也是麻醉剂的倡导者，并于 1847 年 1 月将麻醉剂应用于产科。最初，只有当分娩过程中需要手术干预时，医生才使用乙醚来缓解疼痛，而辛普森最终将乙醚用于正常分娩。后来，辛普森发现乙醚的气味令人难以接受，也无法满足大量的麻醉需求，于是开始寻找更好的替代品。

"麻醉"
在了解到莫顿在波士顿的乙醚展示之后，诗人兼医生奥利弗·温德尔·霍姆斯在给莫顿的信中建议，用"麻醉"一词表示使患者失去知觉。他建议，使用基于希腊语的"麻醉"（Anaisthesis）这个词，意思是不敏感或失去知觉。

辛普森与他的助手马修·邓肯（Matthew Duncan）和乔治·基思（George Keith）一起，在自己的工作室里试用了多种麻醉剂。在 1847 年 11 月 4 日的晚上，他们试着吸入氯仿，这是一种以前只用在动物身上被认为对人类有害的物质。效果立竿见影，他们在吸入

氯仿后突然昏倒在地，不省人事。第二天早晨，辛普森恢复了知觉，他认为自己找到了某种适合作为全身麻醉剂的东西。他在侄女身上重复了这个实验，发现氯仿对她也有同样的效果。

四天后，辛普森麻醉了一名妇女，在 25 分钟后她生下了孩子。不到一个月，辛普森就成功地在 50 多名患者身上使用了氯仿。

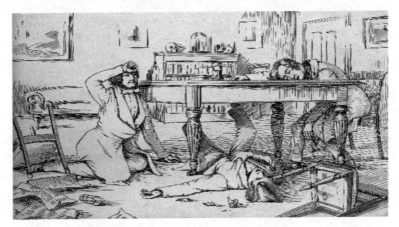

詹姆斯·杨·辛普森用氯仿进行实验

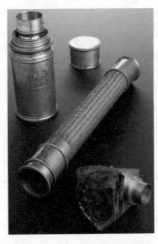

约翰·斯诺使用的一种吸入器

辛普森非常幸运，因为如果他使用的剂量再多一点就可能会导致实验者死亡。虽然氯仿比乙醚更容易使用，但过量使用会更危险。在发现氯仿的初期，随意地使用，不可避免地造成了一些人的死亡。之前的使用者没有安全使用麻醉剂的经验，也不知道氯仿是如何发挥作用的，更不知道在使用后短期或长期内可能会有什么副作用。

当 1854 年伦敦霍乱暴发时，约翰·斯诺是最早对麻醉学产生兴趣的人之一。他很快就掌握了必要的技能和知识，并发表了关于这一课题的相关研究。他的名声越来越大，在利奥波德王子和比阿特丽斯公主出生时，他亲自给维多利亚女王使用了氯仿，这也促进了麻醉技术的推广。

局部麻醉

使一个人完全失去知觉有很大的风险，但是在较小的手术中使患者在保持意识清醒的同时感觉不到疼痛很有益处。古柯叶早在公元前 700 年就在安第斯山脉被种植了，也许比这还要早。16 世纪，来到那里的西班牙人很快就了解到它被当地人称作兴奋剂。最早提到麻醉效果的是西班牙耶稣会士伯纳贝·科博，他在 1653 年表示嚼古柯叶可以缓解牙痛。奥地利博物学家卡尔·冯·舍尔泽把古柯叶送给德国化学家阿尔伯特·尼曼，尼曼成功地分离出了古柯叶中的活性成分，并将其命名为"可卡因"。

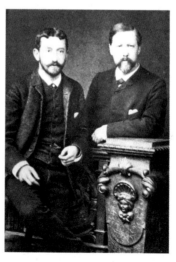

西格蒙德·弗洛伊德和卡尔·科勒，1885 年

1860 年，尼曼证明了这种新化学物质会使舌头麻木。很快，可卡因就被当作麻醉剂来推广。秘鲁人托马斯·莫雷诺·伊·迈兹（Thomas Moreno y Maïz）发现，注射可卡因溶液会使老鼠、豚鼠和青蛙对可卡因不敏感，但没有提到可卡因在手术中的作用。1880 年，俄罗斯内科医生巴兹尔·冯·安勒普（Basil Von Anrep）在进行了一系列实验后，推荐把可卡因作为外科麻醉剂。

维也纳眼科医生卡尔·科勒可能是最早将可卡因用于临床局部麻醉的人。1884 年，西格蒙德·弗洛伊德（Sigmund Freud）鼓励科勒参与可卡因的研究。正如尼曼之前所说，科勒发现当他吞下可卡因时舌头就麻木了。意识到这一发现的重要性，他进行了一系列的实验，并于 1884 年 9 月 11 日实施了对青光眼患者局部麻醉的手术。

科勒取得突破的消息传遍了全世界。随着可卡因的使用剂量加大，一些医生很快就注意到了可卡因严重的副作用，对使用可卡因的积极性就降低了，又转而使用乙醚等通过测试的麻醉剂，同时对可卡因进行了更深入的测试，以确定可卡因的安全使用剂量。

随着可卡因的副作用变得越来越明显，人们开始寻找新的代替可卡因的麻醉剂。1904 年 11 月 27 日，德国化学家阿尔弗雷德·爱因霍恩申请了一种化合物的专利，这种化合物给麻醉学带来了翻天覆地的变化。它被称为普鲁卡因，是一种比较安全的麻醉剂，很快它成为当时标准的局部麻醉剂。虽然普鲁卡因的安全使用剂量较大，但也有一个缺点——有些人会对普鲁卡因过敏。20世纪 40 年代，尼尔斯·洛夫格伦（Nils Lofgren）和本特·伦德奎斯特（Bengt Lundqvist）研发出利多卡因，这是第一种现代局部麻醉剂。它更安全，比普鲁卡因有更强的药效，而且不会引起过敏反应。此后，人们陆续又研发出了更多的麻醉剂。

注射器

局部麻醉的发展与皮下注射器的发明息息相关。皮下给药是通过皮肤上的切口给药。1827年，一种用于动物的早期注射器被引入。1845年，爱尔兰外科医

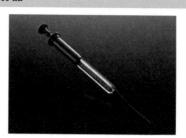

19世纪中期的皮下注射器

生弗朗西斯·林德设计出了第一款用于人类患者的注射器，他介绍了注射醋酸盐和吗啡来治疗神经痛的案例。但是，直到1861年，林德才发表他的研究成果。1855年，苏格兰医生亚历山大·伍德（Alexander Wood）发表了使用注射器治疗的病例报告，从那时起，皮下注射器开始成为医学界的常规用具。

麻醉的影响

最初，麻醉剂的使用对手术操作的影响并不大，因为当时大部分手术都是小手术，而且手术时间较短。全身麻醉剂的使用使外科医生有机会尝试时间更长、更复杂的手术。通常，患者在手术台上待的时间越长，他们被感染的可能性就越大，医院的死亡

率也会上升。医生对患者进行手术的时间越长，麻醉师面临的挑战就越大。

在进行胸腹外科手术时，使患者的肌肉松弛很重要。当时会使用大剂量的麻醉剂来使患者的肌肉松弛，但是这样做的风险很大，常常会导致患者死亡。箭毒是第一种被用作松弛肌肉的药物。箭毒是从某些热带植物中提取出来的，它之前常常被南美洲的猎人用来捕获猎物。箭毒含有能麻痹心肌纤维和神经肌肉接点的化学物质。1935年，哈罗德·金（Harold King）成功分离出了箭毒的活性成分，他称为尿素，这是医学史上的重要突破。

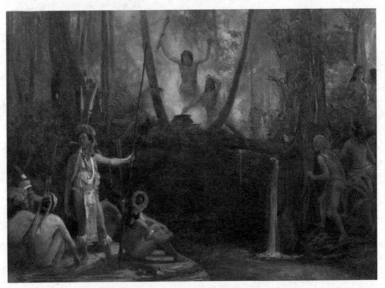

一幅19世纪的油画描绘了在巴西森林中制作箭毒的过程

1942年，蒙特利尔的一位名叫哈罗德·格里菲斯的兼职麻醉师测试了箭毒在外科手术中的作用。他把箭毒用作肌肉松弛剂，使用较小的麻醉剂量，使足以使患者失去知识觉。在接下来的十年里，许多医生在腹部手术中使用箭毒来松弛患者的肌肉。使用箭毒需要在气管中插入一根管子，并人为地使肺泡充气，以保障患者的呼吸顺畅。

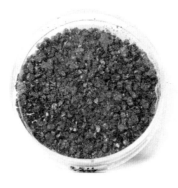

风干的箭毒样品

箭毒这类神经肌肉阻断剂的引入，彻底改变了麻醉技术的操作方法。技术的不断进步使麻醉剂具有了麻醉（入睡）、镇痛（缓解疼痛）和松弛肌肉三管齐下的效果。

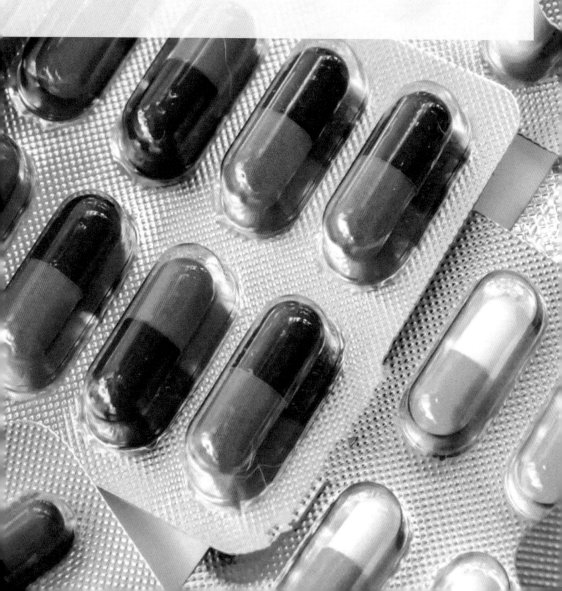

第十一章
抗生素的使用

抗生素的使用

抗生素发展时间线

抗生素发展时间线	
1 世纪	古罗马人可能从啤酒中摄取了四环素（一种抗生素）。
1910 年	保罗·埃里希（Paul Ehrlich）发现了用于治疗梅毒的砷凡纳明。
1928 年	亚历山大·弗莱明（Alexander Fleming）发现了青霉素。
1931 年	格哈德·多马克（Gerhard Domagk）为一种名为百浪多息（Prontosil）的药物申请了专利。它用于治疗脑膜炎、肺炎、血液中毒等疾病。
1940 年	澳大利亚药理学家霍华德·弗洛里（Howard Florcy）证明了青霉素可以使小鼠免受致命的链球菌感染。
1941 年	霍华德·弗洛里和恩斯特·钱恩（Ernst Chain）用青霉素成功治疗了一个患者，创造了历史。
1945 年	亚历山大·弗莱明、霍华德·弗洛里和恩斯特·钱恩因他们突出的贡献而获得诺贝尔奖，但弗莱明警告大家，滥用青霉素可能会使细菌产生耐药性。
20 世纪 50 年代至 70 年代	这是抗生素的"黄金时代"。
2015 年	科学家用 iChip 来在土壤中培养细菌，以便能更好地在实验室中研究细菌。

20 世纪初，传染病成为全世界最常见的死亡原因之一。20 世纪中叶，对传染病的诊断和预防有了巨大进步，科学家提出了到 20 世纪末彻底消除一些疾病的可能性，这在很大程度上源于抗生素的发现。

抗生素是医学领域的神奇药物。亚历山大·弗莱明发现了青霉素，他为对抗感染做出了重大贡献。近年来，抗生素的广泛使用，使对抗生素治疗具有抗性的新细菌菌株出现。

抗生素的历史悠久，从古埃及到中国、古希腊和古罗马，人们使用了各种方法对抗感染，例如，使用草药、蜂蜜甚至动物粪便等。人们还把发霉的面包屑涂在伤口上来预防感染。古埃及人使用了啤酒来治疗牙龈疾病。只不过当时的人们还无法科学地解释这些疗法为何有效。

古老的抗生素

在努比亚（Nubia）发掘的两千多年前的罗马帝国的人类骨骼中就发现了四环素（一种抗生素）的痕迹。现代第一种四环素于 1948 年被发现，并被命名为"Aureomycin"，源于拉丁语"Aureus"，意思为"含金"。

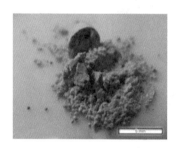

一种黄色的结晶状四环素

四环素的来源仍然是个谜，人们认为抗生素的来源是他们酿造的啤酒，酿酒所用的谷物中含有链霉菌，这会产生四环素。

"神奇子弹"

保罗·埃里希出生于德国。他的表弟卡尔·魏格特（Carl

Weigert）是一位病理学家，魏格特率先将苯胺用作生物染色剂。埃里希在魏格特的实验室工作时，他就对染色剂非常感兴趣了。1878 年，埃里希在柏林医学诊所任职，他将研究重点放在细菌毒素和抗毒素上。1882 年，埃里希发表了结核杆菌的染色方法。

埃里希还致力于研究化学疗法，他的目标是寻找对感染原具有特殊作用的化学物质，这类化学物质会直接攻击感染原，而不会损害人体的健康细胞。按照埃里希的话说就是，这类化学物质会直接向感染原发射"神奇子弹"。

埃里希测试了数百种化学物质，其中包括椎体红，它是导致昏睡病的主要微生物。他下定决心想要找到一种能有效对抗螺旋体的药物，螺旋体现在被认为是梅毒的致病因子。

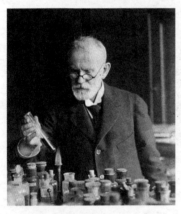
保罗·埃里希拍摄于 1915 年

埃里希测试的数百种化学物质中包括一种基于砷的化学药品砷凡纳明，该化学药品先前因无效而被弃用。当他在被感染的兔子上使用砷凡纳明时，他们发现它对梅毒非常有效。在用数百次实验证实了这一发现之后，埃里希于 1910 年发表了研究成果，并分发了 65000 个免费的药品样品，以便进行下一步测试。这是第一种真正有效的抗梅毒的药物，它获得了国际认可，埃里希也因此闻名。在砷凡纳明成功后，埃里希说："在七年的不幸中，我有一刻的好运。"直到 20 世纪 40 年代抗生素出现之前，砷凡纳明和新胂凡纳明（于 1914 年被发现）一直是治疗梅毒的有效的药物。

随着青霉素的出现，砷逐渐被取代，但它并没有完全消失。现在，注射砷衍生物仍然是治疗昏睡病的首选方法。

被意外发现的抗生素

1928 年，亚历山大·弗莱明开始了一系列关于葡萄球菌的实验。他注意到了一种不寻常的东西，它的上面长有霉菌，与霉菌接触的细菌正在死亡。

弗莱明分离出了霉菌，并确认了它就是青霉。他进行了测试，发现青霉对猩红热、肺炎和白喉病等疾病的治疗有帮助。他发现杀死细菌的不是霉菌本身，而是霉菌产生的"汁液"。他将这种活性物质命名为"青霉素"。弗莱明于 1929 年在《英国实验病理学》杂志上发表了关于青霉素的研究发现，但是当时他的研究发现没有引起科学界的关注。

弗莱明生于苏格兰的艾尔郡，在家里排行老七。13 岁时，弗莱明跟随他的几个兄弟姐妹前往伦敦，并在布尔战争期间短暂地在部队服过役。1901 年，他获得了伦敦圣玛丽医院的奖学金，并在此工作。

弗莱明是圣玛丽医院的细菌学家，在这里，他的研究的重点是通过疫苗疗法而非埃里希提倡的化学疗法来增强人体的免疫能力。不过，弗莱明也对梅毒患者使用了砷凡纳明。第一次世界大战期间，弗莱明在法国的实验室进行研究，他发现脓毒是人体抵抗感染的产物，具有抗菌特性。他还证明了化学防腐剂实际上破坏了人体的白细胞，而白细胞是免疫系统的第一道防线。

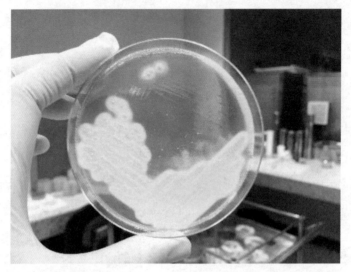

在培养皿中生长的金黄色葡萄球菌

在第一次世界大战后，弗莱明继续致力于防腐和免疫系统的研究。1921年，他在鼻腔黏液中发现了一种物质，这种物质能分解细菌，这是弗莱明的又一项新发现。在一次感冒时，他将一些鼻涕放到培养皿中。在接下来的几周内，细菌菌落不断生长，但鼻涕所在的区域并没有出现细菌菌落。弗莱明得出结论，鼻涕中的某种东西抑制了细菌的生长。弗莱明将这种物质命名为溶菌酶，它在多种人体体液中可以检测到，包括血清、眼泪、唾液等。弗莱明想要将溶菌酶浓缩，但没能成功。

提纯青霉素是一件非常困难的事情。弗莱明让他的助手斯图尔特·克拉多克（Stuart Craddock）和弗雷德里克·雷德利（Frederick Ridley）寻找从霉菌汁中分离出纯青霉素的方法。事实证明，这很棘手，他们只能准备粗略的解决方案。其他人也尝试过提纯青霉素，但都失败了。当时，青霉素对细菌学家来说有一些实际的作用，但对医学的作用却微乎其微。事实上，弗莱明在1929年发表的研究成果中，他只提到了青霉素潜在的治疗作用。

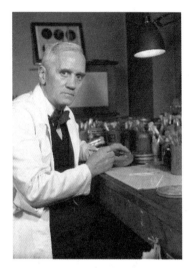

亚历山大·弗莱明在他的实验室里

磺胺类

1935 年，格哈德·多马克研制出磺胺类药物，这些药物都与磺胺化合物有关。磺胺类药物是抗生素的前身，它可以用于治疗许多细菌性疾病（例如葡萄球菌和链球菌引起的感染病）。

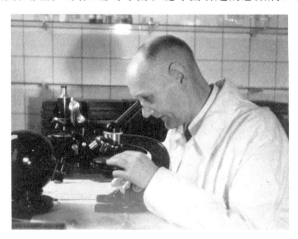

格哈德·多马克

多马克坚持在活生物体中测试药物，而不仅仅是在试管中测试药物。他认为，药物会对免疫系统起作用。在多马克测试的数百种化合物中，有一些化合物与偶氮染料有关。1931 年，多马克测试了一种对患病的小鼠有令人难以置信的抗菌作用的药物——百浪多息，他为百浪多息申请了专利。

在接下来的三年中，百浪多息被成功用于治疗人类的多种疾病。最早使用百浪多息进行治疗的患者之一是多马克自己六岁的女儿希尔德，她在接受注射时使用了未经消毒的针头，感染了严重的链球菌。经过治疗，她完全康复了，不过药物中的染色物质给她的皮肤留下了永久性的淡红色印记。

多马克因发现百浪多息而获得 1939 年诺贝尔生理学或医学奖。百浪多息和其他磺胺药物被用于治疗脑膜炎、肺炎、血液中毒等疾病。

"青霉素工厂"

1939 年，正值第二次世界大战爆发之际，牛津大学病理学院的一组研究人员将注意力转向了青霉素的纯化。霍华德·弗洛里和恩斯特·钱恩等人负责"将青霉素从实验室中的研究物变为挽救生命的药物"。

这些研究人员着手将实验室改造成"青霉素工厂"。他们培养了大量的青霉素霉菌，将其放在各种容器中，包括便盆、牛奶搅拌器和浴缸，后来他们才使用定制的容器。为了执行他们的动物实验和临床实验计划，他们每周需要处理约500升的霉菌培养液。一个"青霉素女孩"团队受雇观察发酵过程，为此，他们每周给这个团队支付 2 英镑报酬。

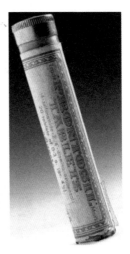

百浪多息的样本

1940 年，弗洛里证明了青霉素可以使小鼠免受致命的链球菌感染。不过，使用青霉素来治疗人类疾病又是另一回事了。若想用足够的纯青霉素治疗一个脓毒症患者，至少需要 2000 升的霉菌培养液。

1941 年 2 月 12 日，一位名叫阿尔伯特·亚历山大（Albert Alexander）的 43 岁警察创造了历史，他成为第一个接受青霉素治疗的人。他在修剪玫瑰时划伤了嘴边，遭受了威胁生命的感染，他的眼睛、面部和肺部均被感染。在接受青霉素注射的几天之后，他的病情有了好转。但可惜的是，他的结局并不好。钱恩和弗洛里无法用足够的纯青霉素来根除感染，几天后，亚历山大就去世了。

随着对青霉素研究的不断推进，青霉素的产量得到了极大提高。1941 年，美国还没有足够的青霉素来治疗患者。而到了 1943 年 9 月，青霉素已能够满足军队的需求。1944 年，青霉素被广泛用于对抗感染的治疗中。在第二次世界大战中，青霉素挽救了无数生命，赢得了"神奇药"的称号。弗莱明、弗洛里和钱恩因各自的成就获得了 1945 年的诺贝尔奖。弗莱明在诺贝尔奖演讲中警告大家，滥用青霉素可能会使细菌产生耐药性。

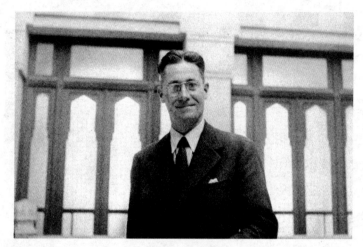

霍华德·弗洛里

寻找抗生素

1944 年，科学家从链霉菌中分离出了链霉素，并开始在全球范围内寻找其他抗生素。制药公司招募传教士、飞行员和外国记者等世界旅行者，去收集各地的土壤样本。1952 年，研究者从婆罗洲寄来的一份样本中检测到了东方链霉菌，后来，科学家从中提取出了用于治疗葡萄球菌感染的万古霉素。

弗莱明的警告是正确的，有些细菌对抗生素产生了耐药性。20 世纪 50 年代至 20 世纪 70 年代这段时期被称为发现抗生素的"黄金时代"，在此后很长时间内，人们没有再发现新的抗生素。随着新抗生素的减少，以及细菌对抗生素的耐药性日益增强，科学家开始寻找改进现有的抗生素并使其有助于开发新药物的方法。根据世界卫生组织 2018 年的数据，在经过人体实验的 51 种抗生素中，只有 17 种被认为具有创新性，其余的抗生素与现有药物密切相关。

在土壤中发现的 99%的细菌，一旦转移到实验室中培养就会死亡，这使得研究变得非常困难。美国东北大学（Northeastern University）的科学家设计了一个拇指大小的工具——iChip，它可以让研究人员在土壤中培养细菌。iChip 包含一个充满营养物质的腔体，其表面有微小的凹痕，每个凹痕足以容纳一个微生物。当 iChip 被放置在土壤中时，细菌开始形成菌落。当这些菌落变得足够大时，科学家就可以在实验室中进行研究。2015 年，美国东北大学的研究小组利用 iChip 分离出了一种化合物，这种化合物名为阿霉素，是由在德国发现的一种土居细菌——伊莱弗菌产生的。阿霉素是 30 种有潜在医用价值的化合物之一，这些化合物是从使用 iChip 培养的 1 万多种微生物中获得的。

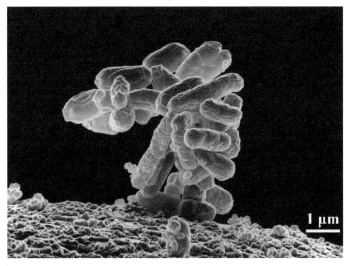

大肠杆菌菌群的微球

第十二章

医学影像学

医学影像学

医学影像学发展时间线

医学影像学发展时间线	
1895 年	威廉·伦琴（Wilhelm Röntgen）发现了 X 射线，并在照相版上显示出他的妻子手部的骨骼结构。
1914 年	玛丽·居里（Marie Curie）发明了第一辆放射性汽车，绰号"小居里"，用于为在战场上给士兵做手术的外科医生提供 X 射线。
1916 年	法国皮肤科医生安德烈·博卡奇（André Bocage）发明了一种方法，可以从不同角度拍摄 X 射线以拍出效果更好的照片。
20 世纪 20 年代	虽然越来越多的证据表明 X 射线机会带来危害，但它在美国各地的医院和美容店中却经常被使用。许多 X 射线机的操作者都会被烧伤并患上皮肤癌。
1937 年	伊西多·I. 拉比（Isidor I. Rabi）观察到一种被称为核磁共振（NMR）的量子现象，其中，氢核在强磁场的作用下会吸收或发射无线电波。
1942 年	卡尔·杜西克（Karl Dussik）将超声波用于医学诊断。
1956 年	伊恩·唐纳德（Ian Donald）、汤姆·布朗（Tom Brown）和约翰·麦克维卡（John Mcvicar）成功研发了超声波诊断扫描仪。

1970 年	雷蒙德·达马迪安（Raymond Damadian）使用 NMR 仪器观察老鼠的肝癌样本。
1971 年	第一次计算机断层扫描（CT）是由戈弗雷·豪恩斯弗尔德（Godfrey Hounsfield）及其团队在伦敦进行的。他们从不同角度拍摄 X 射线图像，从而形成骨骼、血液、血管和软组织的横截面图像。
1973 年	豪恩斯弗尔德与詹姆斯·安布罗斯（James Ambrose）共同研发了用于英国和美国各地医院的头部扫描 CT 机。同时，保罗·劳特布尔（Paul Lauterbur）意识到，他可以拍摄一系列二维图像并将它们叠加在一起形成三维视图。而彼得·曼斯菲尔德（Peter Mansfield）找到了一种用几分钟就能完成扫描的方法。
1974 年	爱德华·霍夫曼（Edward Hoffman）、米歇尔·泰·波哥西（Michel Ter-Pogossian）和迈克尔·菲尔普斯（Michael Phelps）在华盛顿大学研发了第一批正电子发射计算机断层扫描（PET）扫描仪。它使用一种放射性示踪剂，人们可以在进行扫描之前将示踪剂吞咽、吸入或注射进身体。
1977 年	雷蒙德·达马迪安进行了首次人体磁共振成像（MRI）扫描，揭示了受检者心脏和肺部的二维图像。
2003 年	彼得·曼斯菲尔德和保罗·劳特布尔被授予诺贝尔生理学或医学奖。

医学成像已经改变了医学，它使医生能够透过活体皮肤观察到人体的内部结构。这一切都始于在黑暗的实验室中的偶然发现。

X 射线的发现

    1895 年 12 月，威廉·伦琴在他的实验室里研究阴极射线管，当时他发现附近涂有荧光材料的屏幕开始发光。他得出的结论是，一种新型的射线在从灯管中发射出来，并与屏幕上的磷光晶体发生反应。他证实了新射线可以穿透大多数物质，包括人类的软组织，但不能穿透骨骼和金属物体。射线在照相版上形成图像，伦琴拍摄的第一批图像是他妻子贝莎手部的骨骼结构。为了表彰他的研究成果，伦琴于 1901 年被授予首届诺贝尔物理学奖。

    伦琴发现的 X 射线，引起了科学界和全世界公众的关注。当时各国的报纸和杂志都竞相转载看不见的光线，这种光线可以用来揭露人体的秘密。其他科学家开始模拟伦琴的实验，这为发明者和企业家找出 X 射线的用途开辟了道路。

    人们对在医学诊断中使用 X 射线的可能性抱有极大的期望。不久之后，欧洲和美国的外科医生就开始使用医用 X 射线片了。早在 1896 年 1 月，一家德国医学杂志就展示了一张放射线照片，照片显示了一名 4 岁的患者手上有一块玻璃碎片。1896 年 3 月，柏林的吉列尔莫凯撒学院配备了军用放射设备。在 X 射线被发现的几个月后，战场上的医生就开始使用 X 射线来定位受伤士兵身上的子弹了。在第一次世界大战中，X 射线成为外科医生的宝贵工具，使他们能够诊断骨折，精确定位嵌入肉里的子弹的位置，而不需要漫长而危险的探查手术。

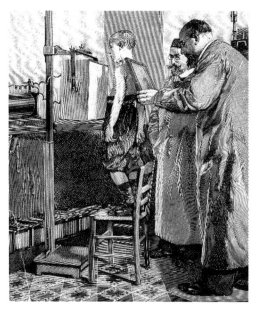

1900年，威廉·伦琴在给一个孩子进行 X 射线检查

居里夫人的移动 X 射线机

  两次获得诺贝尔奖的物理学家玛丽·居里发明了第一辆放射性汽车，这是一种配备 X 射线机和照相暗室的汽车。汽车的引擎为发电机供电，发电机产生 X 射线所需的电能。这些绰号为"小居里"的汽车可以被驾驶到战场上，军方外科医生可以使用 X 射线指导他们的挽救生命的工作。第一辆"小居里"在 1914 年的马恩河战役中被使用。居里夫人利用自己的影响力说服了一些巴黎妇女捐赠车辆，并很快配备了 20 辆"小居里"。在女儿艾琳的帮助下，她还培训了女性志愿者担任 X 射线操作员，共有 150 名妇女

接受了居里夫人的培训。居里夫人不满足于把工作交给别人，她学会了开车，并把自己的"小居里"带到了前线。据估计，在战争期间，超过一百万名士兵用过 X 射线来检查身体状况。

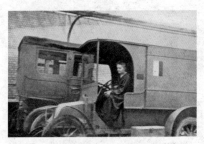

玛丽·居里的"小居里"

在伦琴发现 X 射线后，赫伯特·杰克逊（Herbert Jackson）设计出了 X 射线真空管。物理学家迈克尔·浦品（Michael Pupin）发明了荧光屏，以缩短曝光时间并改善图像质量。

过度暴露的危险

X 射线成像的先驱对这一突破性的发现所涉及的危险十分了解。操作人员会露出他们的手来测试他们使用的 X 射线管的穿透能力，辐射、烧伤对操作人员和患者来说都很常见。1896 年 7 月，威廉·利维（William Levy）为了确定一颗射入他头部的子弹的位置，在 X 射线下暴露了 14 个小时。没过几天，他就遭受了可怕的后果：他的嘴唇又肿又出血，头上满是疮，头发开始脱落。当克拉伦斯・戴利（Clarence Dally）在托马斯・爱迪生（Thomas Edison）的实验室工作时，他经常接触 X 射线，在患皮肤癌后，他面临着双臂截肢的危险。戴利被认为是第一个死于 X 射线辐射的人，他死于转移性癌，年仅 39 岁。约翰・霍尔-爱德华（John Hall-Edward）因在手术中拍摄了第一张 X 射线片而出名，后来他因皮肤癌失去了左臂。1899 年，沃尔弗拉姆・C. 富克斯（Wolfram C. Fuchs）拍摄了一张脑瘤的 X 射线片。1907 年，他死于癌症。

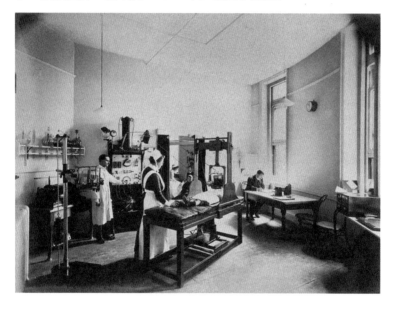

1912 年，伦敦大北方中心医院的 X 射线科

尽管有越来越多的证据表明 X 射线的危险性，但射线照相设备仍被广泛使用，而且不仅仅用于医疗。20 世纪 20 年代，X 射线机在美国各地的美容店随处可见，它们被吹捧为减少多余面部毛发的工具。在多达 20 次的治疗过程中，X 射线直接射向人的脸颊和

上唇。1929 年，美国医学协会警告了美容店使用 X 射线机的潜在后果，包括皮肤萎缩、溃疡、癌症和死亡。20 世纪 40 年代至 20 世纪 50 年代初，X 射线机在鞋店风靡一时，销售人员可以让顾客看着自己的脚趾在透视镜上扭动。在 X 射线机最受欢迎的时候，大约有 10000 个这样的设备在美国各地的鞋店里被使用。20 世纪 70 年代，X 射线机在非医疗领域已经被禁止使用了。

断层扫描

射线照片并不总是能呈现清晰的图像。1916 年，法国皮肤科医生安德烈·博卡奇发明了一种方法，可以从不同角度拍摄 X 射线以拍出效果更好的照片。他的方法被称为断层扫描（来自希腊语"Tomos"，意思是切片或部分），成了射线照相的标准方法，并为 20 世纪 60 年代 CT 扫描仪的研发奠定了基础。博卡奇在 1921 年为他的发明申请了专利。

计算机断层扫描

计算机断层扫描（CT）的应用是医学成像领域的一大进步。1971 年 10 月 1 日，伦敦阿特金森·莫利医院的患者因被怀疑患有额叶肿瘤进行了首次临床 CT 扫描，使用了由戈弗雷·豪恩斯弗尔德（1919—2004 年）和他的团队研发的原型 CT 扫描仪。戈弗雷·豪恩斯弗尔德认为自己是一个修补匠，十几岁的时候，他就会拆解电子设备、工具，以及父母的农场里的各种设备。他在第二次世界大战之前加入了皇家空军，研究无线电和雷达，并于1951 年加入了 EMT 公司。他在 EMI 公司研究武器系统和雷达。1960 年，他从研究武器系统和雷达转向了研究影像技术。豪恩斯弗尔德和他的团队预算很少，不得不克服故障，最终在车床上制造出了 CT 扫描仪。

他们的第一台 CT 扫描仪用了 9 天时间来捕获完整的 3D 图像，并使用伽马射线作为光源，一次绕一个对象旋转 1 度以进行 160 次遍历。他们用当时最好的计算机花了两个半小时来处理图像。后来，豪恩斯弗尔德使用了 X 射线，将扫描时间大大缩短了。

1969 年，豪恩斯弗尔德给阿特金森·莫利医院的神经放射学家詹姆斯·安布罗斯博士打电话。豪恩斯弗尔德告诉安布罗斯，他的设备可以产生远远优于 X 射线的模糊二维图片的图像。起初，安布罗斯不屑于理会豪恩斯弗尔德的话。在此期间，安布罗斯同意将人脑图像发送到 EMI 公司。五周后，安布罗斯收到了 CT 扫描仪产生的第一张大脑图像，这是诊

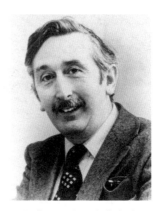

戈弗雷·豪恩斯弗尔德

断医学发生变革的开始。1971 年，首次用于临床的 CT 扫描仪产生的图像的像素为 6400 像素，每次扫描花费大约 5 分钟，处理图像数据所需的时间也差不多为 5 分钟。如今的 CT 扫描仪可以产生 100万像素以上的图像，并在不到一秒的时间内获取图像数据。豪恩斯弗尔德和安布罗斯共同研发了一种用于临床的头部扫描 CT 机。从

1973 年开始，头部扫描 CT 机被送到英国和美国的医院。如今，全世界有 3 万多台 CT 扫描仪在被使用。1979 年，豪恩斯弗尔德因其研究获得了诺贝尔生理学或医学奖，他与马萨诸塞州塔夫茨大学的阿兰·科马克（Allan Cormack）共享了这一奖项。

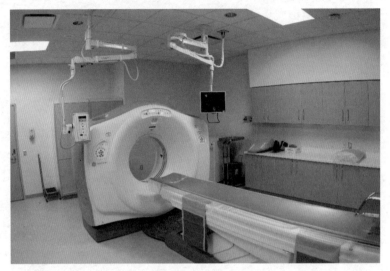

现代 CT 扫描仪

正电子发射计算机断层扫描

与 CT 扫描仪和 MRI 扫描仪不同，正电子发射计算机断层扫描（PET）扫描仪可以构建人体的三维图像，它最初用于研究脑功能。PET 扫描被用于检测阿尔茨海默病和研究中风、癫痫的影响，以及定位大脑中的肿瘤。大多数 PET 扫描都是将一种称为氟脱氧葡萄糖的放射性示踪剂注射进患者体内，之后扫描仪收集的数据就会被转换成三维图像。

1974 年，爱德华·霍夫曼、米歇尔·泰·波哥西和迈克尔·菲尔普斯在华盛顿大学研发了第一批 PET 扫描仪。泰·波哥西和华盛顿大学的团队在 20 世纪 70 年代率先在医学中实际使用 PET 扫描仪。第一台全身 PET 扫描仪于 1977 年问世。

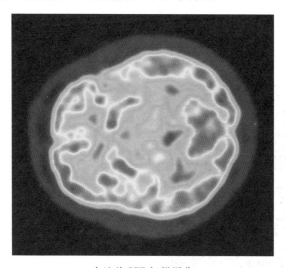

大脑的 PET 扫描图像

如今，全球超过 400 台 PET 扫描仪在被使用，但 PET 不像其他扫描技术那样经常被使用。因为它既复杂又昂贵，需要使用巨大的回旋加速器来生产所需的放射性示踪剂。

磁共振

磁共振成像（MRI）扫描仪利用强大的磁场来影响人体内原子的变化。磁共振成像的核心是一个管状的超导磁体，它会产生一个强大的电磁场，电磁场会将水分子内部的一些氢质子重新排列起来。磁场越强，重新排列的质子越多，MRI 产生的图像分辨率就越高。一旦这些质子排列好，扫描仪中的接收线圈就会发射出短时间的无线电波，导致质子在磁场摆动。当射电爆发停止时，接收线圈会探测到质子释放的能量，并给出大脑和其他组织的解剖图。与 CT 扫描仪不同的是，MRI 扫描仪不会产生辐射，基本上对患者无害。如今，全世界每年会进行 6000 多万次 MRI 扫描。

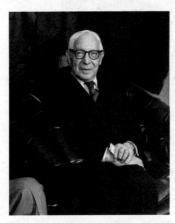

伊西多·I. 拉比

哥伦比亚大学的伊西多·I. 拉比于 1937 年率先观察到了被称为核磁共振（NMR）的量子现象。他发现，当暴露于足够强的磁场中时，氢核会吸收或发射无线电波。几年之后，化学家和物理学家就将 NMR 用作标准的分析工具，但是在 30 年后，人们才考虑了将 NMR 用于医学的可能性。

1969 年，雷蒙德·达马迪安利用核磁共振来研究人体带电粒子。1970 年，达马迪安用核磁共振仪器检测了老鼠的肝癌样本。他认为来自癌组织的 MR 信号与来自健康组织的 MR 信号不同，因为肿瘤含有更多的水分。更多的水分意味着更多的氢原子，核磁共振应该能够捕捉到这种差异。达马迪安在 1971 年 3 月的《科学》杂志上发表了他的研究成果。癌组织不需要借助辐射就可以在人类身上被检测到。达马迪安要做的就是发明一个足够大的人体扫描仪。

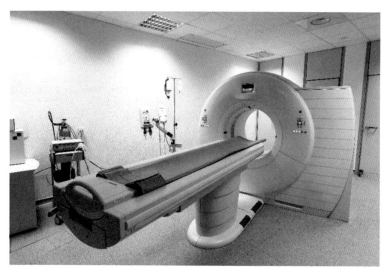

核磁共振扫描仪

大约在同一时期，纽约州立大学的化学家保罗·劳特布尔找到了一种利用核磁共振技术生成图像的方法。他改变了磁场的强度，从而改变了来自不同原子的 MR 信号，并利用这一点拍摄了一幅图像。他是第一个意识到可以拍摄一系列二维图像并将它们叠加在一起形成三维视图的人。当他了解到达马迪安 1971 年的研究成果时，他意识到达马迪安的研究或许可以应用于医学领域。1973 年，劳特布尔制作了第一张关于试管中少量水的核磁共振图像。不久之后，他将测试应用于活体实验对象：一只小蛤。

与此同时，英国物理学家彼得·曼斯菲尔德找到了一种用几分钟就能完成扫描的方法。他采用了一种名为线扫描成像的新技术，成功地捕捉到一名学生的手指的图像。曼斯菲尔德使 MRI 成为一种有效的快速成像技术，2003 年，他和劳特布尔共同被授予诺贝尔生理学或医学奖。

达马迪安继续努力制造人体扫描仪，并研究了一种超导磁体。这种超导磁体由长约 48 千米、直径近 1.5 米的镍钛金属丝缠绕而成，其大小足以容纳一个人。1977 年 7 月 3 日，在经历了最初的失败后，该超导磁体在 5 个小时的测试后完成了第一次人体扫描。一张粗糙图像显示了受检者胸部的二维图像，包括他的心脏和肺部。达马迪安的这一突破被许多人视为"技术上的死胡同"，因速度太慢无法用于临床。因此，劳特布尔和曼斯菲尔德的方法被广泛采用了。

　　如今，MRI 技术已经发展到可以探索大脑功能而不仅仅是大脑结构的程度，它可以显示当人说话或移动肢体时人脑的哪些部分在起作用。该技术对减少神经外科医生在手术中对大脑重要区域的损伤具有重要作用。

超声波

　　诊断医学超声波（也就是通常所说的超声波）与其他成像技术的不同之处在于，它不是利用电磁波，而是利用高频超声波来揭示人体内部的。超声波诊断扫描仪使用一种叫作换能器的手持设备来扫描人体，换能器中的晶体将高频超声波送入体内，并检测返回的回声。典型的超声波诊断扫描仪的工作频率为 2～18 兆赫，是人类听力极限 20 千赫的数千倍。声音的频率越高，被探测到的物体就越小。计算机会处理这些信息，并生成人体内部的实时图像。

卡尔·杜西克是奥地利维也纳大学的神经学家和精神病学家，被大多数人认为是第一个将超声波用于医学诊断的医生。1942年，杜西克和他的兄弟弗里德里希测量了超声波通过头骨的透射率。其他的超声波先驱包括乔治·路德维格（George Ludwig），他于 20 世纪 40 年代末利用超声波检测胆结石，以及科罗拉多大学的放射学家道格拉斯·豪瑞（Douglas Howry），他于 1949 年在家里的地下室制造了一个脉冲回声超声波扫描仪。

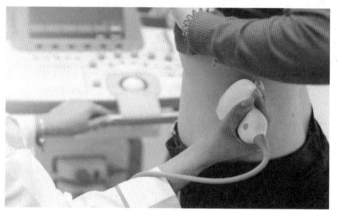

超声波扫描是一种安全、无创的检查方法

超声波在产科中的首次使用是由格拉斯哥大学的伊恩·唐纳德进行的。在第二次世界大战期间，唐纳德使用声呐进行了医学诊断的研究。1956 年，唐纳德与工程师汤姆·布朗、产科医生约翰·麦克维卡共同成功研发了基于工业技术的超声波诊断扫描仪。他们在 1958 年的《柳叶刀》杂志上发表了研究结果，题目为《通过脉冲超声波检查腹部肿块》。20 世纪 50 年代的研究表明，在怀孕期间进行 X 射线检查对胎儿造成了危害，

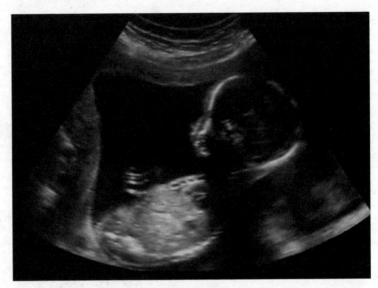
胎儿超声波检查

借助超声波，医生可以更安全地获得子宫中正在生长的胎儿的信息。超声波的使用迅速普及，检测畸形胎儿更加方便，妊娠和分娩也更加安全了。20 世纪 70 年代，超声波扫描已成为产前检查的常规项目。20 世纪 60 年代，计算机和其他领域的技术快速进步，为超声波设备带来了进一步的改进——更清晰的分辨率和实时运动图像，而不只是静止图像。这些进步使超声波的应用领域增加，例如，医生可以借助超声波了解血液循环和器官的血液供应情况。

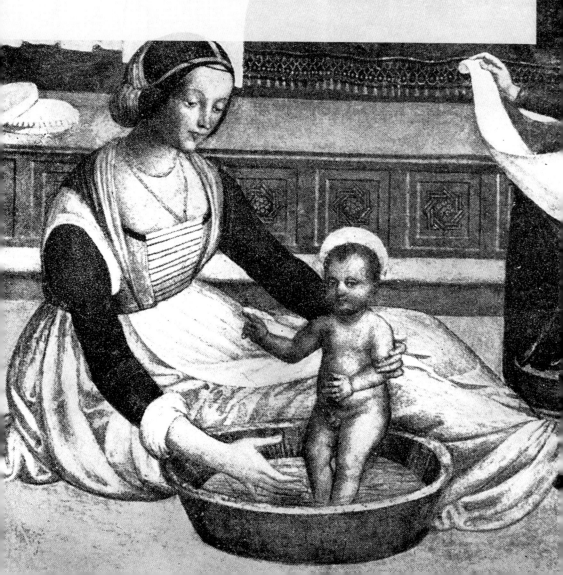

第十三章

生命的开始

生命的开始

妇产学发展时间线

妇产学发展时间线	
2 世纪	希腊以弗所的医生索兰纳斯 (Soranus) 著有《妇科医学》，这是现存最早的关于产科的医学著作之一。
1513 年	尤里卡乌斯·罗斯林 (Eucharius Rösslin) 出版了《孕妇和助产士的玫瑰花园》，这是一本介绍古代世界的产科智慧的教科书。
1564 年	安布鲁瓦兹·帕尔 (Ambroise Pare) 介绍了剖腹产，这个名字来源于拉丁语"Caedere"，意思是切割。他还介绍过臀位分娩的方法。
1668 年	弗朗索瓦·莫里索 (François Mauriceau) 使用头臀位分娩方法，该方法至今在接生时仍然被使用。
1795 年	亚历山大·戈登 (Alexander Gordon) 发表了有关产褥热传染性的研究结果。
1840 年	爱丁堡助产士教授詹姆斯·杨·辛普森改进了产钳，他还尝试使用氯仿来减轻分娩的痛苦。

1870 年	约翰·比绍夫（Johann Bischoff）在格拉斯哥拜访了约瑟夫·李斯特，并在听说了李斯特使用苯酚喷剂作为防腐剂后，将苯酚喷剂应用于瑞士的产科。
1929 年	威廉·布莱尔-贝尔（William Blair-Bell）创立了英国妇产科学院。
1958 年	在格拉斯哥，伊恩·唐纳德和汤姆·布朗等人率先为孕妇进行了产科超声波检查。

怀孕和分娩可能是艰难而痛苦的过程，有时对母亲和婴儿来说都充满危险。维也纳大学理论生物学系的研究人员估计，多达 3% 的婴儿因体型太大而无法通过产道，因此如果母子要想共同存活，则需要进行医疗干预。

产科是与分娩有关的医学分支，与助产士密切相关。助产士的拉丁文单词是"Obstetrix"，可能源于"Obstare"（站在前面）。

助产士在罗马社会是一个备受尊敬的职业。希腊以弗所的医生索兰纳斯在亚历山大和罗马行医，他写的《妇科医学》是现存最早的关于产科的医学著作之一。在这本书中，他论述了产前保健、分娩和臀位分娩等问题。他建议，在分娩前，产妇应在床上接受护理；当分娩即将来临时，产妇应该被转移到分娩凳上。他使用带有月牙形开口的四角凳来接生婴儿。助产士会坐在产妇对面，鼓励她用力，然后再把婴儿放在纸莎草或布上。索兰纳斯的著作为产科研究和实践奠定了基础。

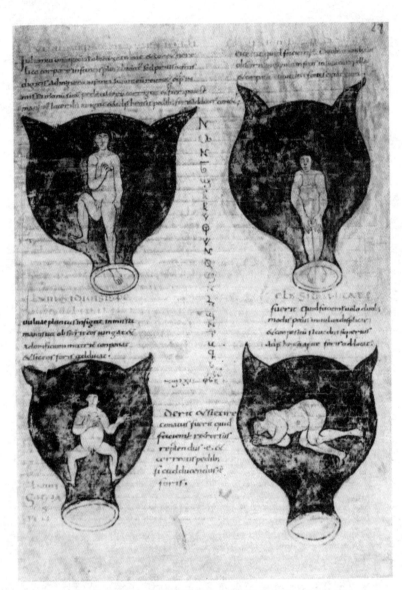

以弗所的索兰纳斯所写的《妇科医学》的一页

产科复兴

1513 年，罗斯林的产科教科书成为畅销书。《孕妇和助产士的玫瑰花园》是来自弗莱堡的药剂师尤里卡乌斯·罗斯林的作品。罗斯林介绍了古代世界的产科智慧，包括索兰纳斯的研究，并严厉谴责了当时的助产士的无知和迷信。苏黎世的产科医生雅各布·鲁夫（Jacob Rueff）于 1554 年发表了《人类生育的概念》，完善了罗斯林的研究内容，并密切关注索兰纳斯的研究。鲁夫建议使用内部和外部操作结合的方法来处理刚出生的婴儿所暴露的问题。几个世纪以来，产科医生通过牵引式分娩来预防难产。鲁夫写道："产妇腹部的压力有助于分娩。"在剖腹产成为可行的方法之前，难产的主要风险是产妇死亡。在通常情况下，当产科医生被叫去抢救婴儿时往往已经来不及了。罗斯林和鲁夫的教科书大受欢迎，以前被禁止参与正常分娩的男医生现在可以自学接生的知识了。法国外科医生安布鲁瓦兹·帕尔在巴黎创办了一所产科助产士学校。帕尔提出了一套方法——矫正胎位，使一只或两只脚通过子宫颈，进行臀位提取。他还介绍了剖腹产，据说他不仅在婴儿母亲死后进行剖腹产，而且至少有两次剖腹产是在活着的产妇身上进行的。（"剖腹产"
这个词很可能并不像人们普遍认为的那样源自恺撒大帝，而是源自
拉丁语 "Caedere"。罗马法规定，如果妇女在怀孕晚期死亡，那
么婴儿应在其母亲死亡后不久分娩；如果婴儿死亡，则母亲与婴儿
应分开埋葬。）

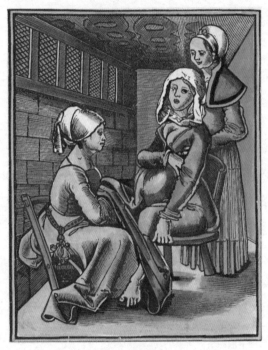

《孕妇和助产士的玫瑰花园》中的分娩场景

男性助产士

17 世纪，男性助产士的风潮日益盛行。在法国男性助产士中
最著名的是弗朗索瓦·莫里索，他以运用头臀位分娩方法而出名。

这种方法至今仍在使用，具体方法为改变婴儿的位置，将一根手指插入婴儿嘴里，以保持头部弯曲。他还介绍了在分娩后缝合会阴的方法，"用红酒清洗……然后缝三到四针"。他引入了在床上而不是在分娩凳上分娩的方法，并反对剖腹产，理由是剖腹产可能导致母亲死亡。莫里索为自己的妹妹接生，当时她由于胎盘前置而导致产前出血。最终，莫里索还是无法挽救他的妹妹。

在英国，最著名的助产士出自张伯伦家族。彼得·张伯伦（Peter Chamberlen）是一名外科医生，为詹姆斯一世和查理一世的妻子提供医疗服务，产钳最早可能是他设计的。张伯伦设计的产钳的头弯处贴合婴儿的头部，但缺乏现代产钳贴合骨盆的曲线。张伯伦刻意隐藏了他的发明，但最终还是被泄露了出去。在产钳被公之于众之后，产钳引起了争议，它们的使用仅限于一些经验丰富的医生。威廉·斯梅利将贴合骨盆曲线的设计加入张伯伦产钳中。

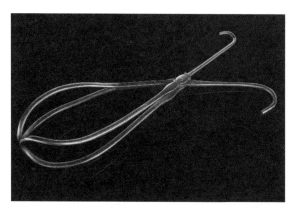

彼得·张伯伦设计的产钳

分娩的危害

19 世纪初，分娩仍然是一项危险的事情。产妇死亡率很高——在英格兰和威尔士，每 200 例分娩中就有 1 例母亲死亡案例。死亡人数最多的地方是在 18 世纪开始出现的妇产科医院。产褥热的流行可以使产妇死亡率高达 8%。

18 世纪末，亚历山大·戈登首先认识到了产褥热的传染性。他意识到这种疾病是由医生和助产士从一个病例传染给另一个病例的，而产褥热和丹毒（一种皮肤感染）之间有着密切的关系。他还错误地认为通过放血疗法可以治愈这种疾病。1847 年，塞麦尔维斯得出结论，产褥热会由接触了患者尸体的医生传播到病房，他要求学生用含氯的洗手液清洗双手。在几个月后，病房的死亡率下降了。

19 世纪 60 年代，格拉斯哥外科医生约瑟夫·李斯特注重防腐方面的研究，他使用了苯酚喷剂。在一般外科手术中，因败血症而死亡的人数显著减少。1870 年，在瑞士巴塞尔，妇产科医生约翰·比绍夫将苯酚喷剂引入产科。19 世纪 80 年代，大多数英国和美国的妇产医院已经开始消毒。几年后，现代的无菌操作方法就取代了苯酚喷剂。

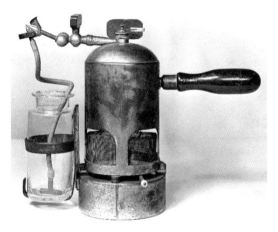

苯酚喷剂有助于减少产科病房的感染

　　19 世纪，助产学在英国成为医学院学生的必修课程。1840 年被任命为爱丁堡助产士教授的詹姆斯·杨·辛普森进一步改进了产钳，设计出了目前人们仍在使用的产钳。1847年，他被任命为皇家医生，他使用了氯仿，以减轻分娩的痛苦。然而，这一行为遭到了医生和神职人员的反对，他们认为疼痛是自然分娩过程的一部分。1853 年，氯仿在维多利亚女王的第八个孩子出生时被使用，从那时起，氯仿在

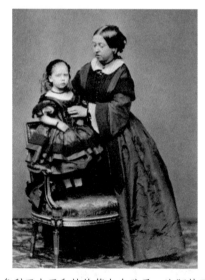

维多利亚女王和她的第九个孩子，比阿特丽斯公主，维多利亚女王使用氯仿进行分娩

产科被广泛使用了。当辛普森在 1866 年被封为准男爵时，他选择了"Victo Dolore"（战胜痛苦）作为他的徽章上的题字。19 世纪末，人们开始采取措施，对助产士进行更严格的管理和培训。1872年，伦敦产科协会开始向助产士颁发资格证书。1902 年，《助产士法案》规定，国家必须对助产士进行登记。

现代妇产科

在 20 世纪以前，产科仅限于分娩本身。在第一次世界大战前，英国、澳大利亚和美国都开设了产前诊所。1929 年，英国妇产科学院由威廉·布莱尔-贝尔创办，他成为第一任院长。从此以后，产科不再是外科的一个分支，而是成为一门独立的学科。

后来，辛普森的产钳得到了进一步改进。几乎所有的产钳的使用都需要婴儿的头部朝向母亲的背部。1916 年，产科医生克里斯蒂安·凯兰（Christian Kjelland）设计了一种旋转钳，当婴儿头部不朝向母亲的背部时使用，但这一情况的处理方式现在正被静脉注射所取代。与产钳相比，静脉注射是一种不太可靠的分娩方式，但它确实有助于减轻产妇的痛苦。

产钳的使用仍然存在争议，有人指责说，为了效率，它们被使用得太

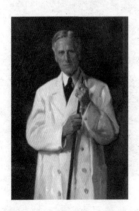

威廉·布莱尔-贝尔，1931 年

频繁了。

　　尽管无菌技术得到了发展，但感染仍然是产妇死亡的主要原因。20 世纪 30 年代，伦敦夏洛特皇后医院的产褥热死亡率仍然高达 25%。1935 年，格哈德·多马克引入百浪多息和磺胺类抗菌药物，大大降低了产妇死亡率。磺胺类药物后来被青霉素和其他抗生素所取代，从而使产褥热的治疗方法也发生改变。产科麻醉方法的改善，包括硬膜外麻醉的广泛使用，也使麻醉剂致死的发生率有所减少。

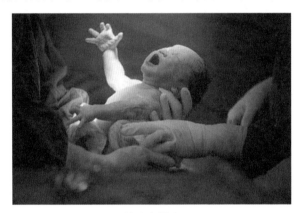

剖腹产婴儿

　　如今，妇产科已经成为医学中的专业领域。

　　妇产科研究的焦点也从母亲转移到了胎儿，这带来了两个结果。一个是通过监测胎儿心电图和采样胎儿头皮的血液，使临产中的胎儿监测成为可能，这是爱德华·洪（Edward Hon）、罗伯托·卡德伊罗-巴西亚（Roberto Caldeyro-Barcia）和埃里希·萨林（Erich Saling）在 20 世纪 60 年代开创的技术。另一个更重要的进展是产科超声波检查，这是由伊恩·唐纳德和汤姆·布朗等人在格拉斯哥开创的。最初，产科超声波检查要求怀孕的妇女浸入水中，后来他们才意识到将水溶性物质涂在皮肤上也能发挥作用。超声波改变了医学，并带动了胎儿医学的发展。

在发展中国家，产妇死亡仍然是大问题，死亡率可能高达百分之一。据估计，全世界每分钟就有一名妇女因怀孕而死亡，原因包括败血症、出血和流产。

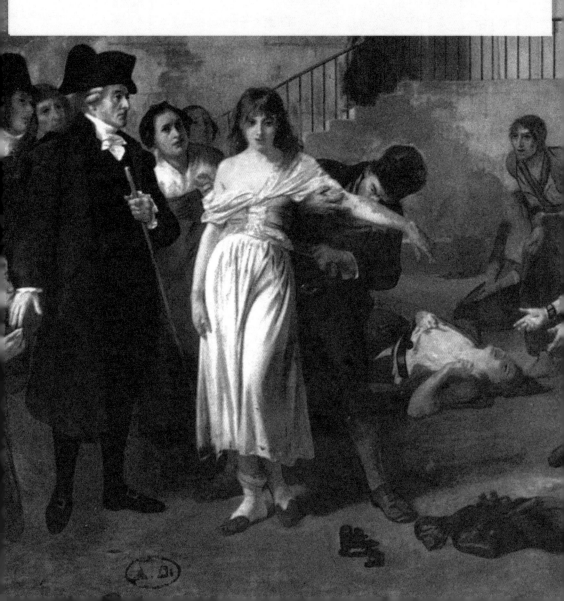

第十四章

精神健康

精神健康

精神健康发展时间线

精神健康发展时间线	
公元前1550年	古埃及人建议患有精神疾病的人参加娱乐活动。美索不达米亚人、古埃及人和古希腊人将妇女的精神疾病归因于"流浪的子宫"。
公元前900年至公元前600年	在美索不达米亚，祭司、医生举行仪式来驱魔。
公元前5世纪	希波克拉底提出了四类精神疾病——癫痫、躁狂症、抑郁症和脑热。他主张利用放血、通便和严格的饮食控制等方法使体液平衡。
13世纪	在整个欧洲，精神病患者，特别是妇女，像女巫一样受到迫害。
16世纪至17世纪中叶	伦敦的圣玛丽伯利恒医院，也就是众所周知的疯人院，以及巴黎圣母院开始为精神病患者提供住所。患者被关在狭小的牢房里，常常被用铁链拴在墙上。
1775年	弗朗兹·安东·麦斯麦（Franz Anton Mesmer）宣称，癔症是由"宇宙磁流体"的不平衡造成的。

1796 年	威廉·图克（William Tuke）建立了约克静修所，在那里，患者是客人，而不是囚犯。
19 世纪初	精神病学开始作为一门医学专业出现。
1888 年	西格蒙德·弗洛伊德提出了精神分析理论，他认为人格由三个基本部分组成，即本我、自我和超我。他认为潜意识是精神问题的根源。
1908 年	克利福德·比尔斯（Clifford Beers）开展心理卫生运动，呼吁正确认识心理健康。
1920 年	医生开始用药物治疗精神病患者。戴维·马赫特（David Macht）创立了"精神药理学"一词。
1935 年	埃加斯·莫尼兹（Egas Moniz）进行了第一例额叶切除手术。
1938 年	乌戈·赛尔莱蒂（Ugo Cerletti）和卢西欧·毕尼（Lucio Bini）对精神分裂症患者进行了首次电击治疗，后来该方法发展为电休克疗法（ECT）。
1950 年	氯丙嗪是第一种抗精神病药物，由法国罗恩普伦克公司生产。

　　就我们维持身体健康而言，在某些情况下，我们需要专业的医护人员的帮助。但是，精神疾病的诊断和治疗产生了一系列独特的问题，其中最重要的问题是什么是正常的行为？我们所说的精神疾病到底是什么意思？"精神健康"一词在 20 世纪初开始普及，它替代了如"疯狂""精神错乱"等侮辱性词语，有助于消除只有某些人才容易患精神疾病的误解。

关于精神疾病成因的理论可以分为三类：第一类是超自然层面的，把精神疾病归咎于诸如恶魔或不高兴的神；第二类是由脑损伤、基因遗传等引起的行为障碍；第三类是"心因性"，即认为精神疾病源于心理创伤及不良的联想和情绪。

古老的治疗方法

关于精神疾病成因的超自然层面的理论在早期文明中很盛行。在第一章，我们介绍了古老的钻孔术，在一个人的头骨上钻一个孔，这很可能是为了释放体内的恶魔。在古代的美索不达米亚，祭司和医生通过举行仪式来驱赶恶魔。波斯人认为恶魔会导致各种疾病，并通过保持良好的卫生条件来维持身心健康。

古埃及人可能在这些事情上比较开明，他们建议那些患有精神疾病的人参加娱乐活动，以减轻症状。

美索不达米亚人和古埃及人，以及古希腊人都将女性的精神疾病归因于"流浪的子宫"——古希腊人称之为癔症。他们认为，子宫可能会从某个位置脱落，并附着在其他器官上，从而妨碍它们的正常功能。治疗方法是使用具有强烈气味的物质，以引导子宫回到原来的位置。

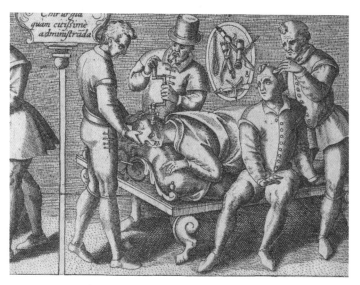

中世纪，钻孔术仍然被用来治疗疾病

公元前 5 世纪，希波克拉底在促进医学的发展方面做出了巨大贡献，他不认同超自然力量在起作用的说法。他提出了四类精神疾病——癫痫、躁狂症、抑郁症和脑热，还提出人格与由体内四种基本体液有关，并提倡利用放血、通便和严格的饮食控制等方法以调节体液平衡。他认为不应该让患有

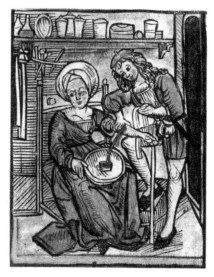

放血是一种常用的"再平衡"身体体液的方法

精神疾病的人感到羞耻或对自己的行为负责。

希波克拉底认为幽默是精神健康的驱动力，这种观点一直持续到 19 世纪。盖伦是最有影响力的医生之一，他提出了一种观点：四种体液的不平衡可能导致精神疾病。但他也提出了对精神疾病进行心因性解释的可能性，他认为过大的心理压力可能会导致行为异常。然而，这种前瞻性想法在当时并没有得到太多的支持。

中世纪

纵观整个中世纪，人们认为人可以被恶魔附身，而恶魔需要被驱赶出来，才能保存它的力量。在一个以瘟疫、饥荒和战争为主导的时代，迷信盛行。在 13 世纪的欧洲，精神病患者，特别是妇女，像女巫一样受到迫害。在接下来的三百多年时间里，大约有 10 万名被指控的女巫惨死，被活活烧死在火刑柱上。16 世纪，荷兰医生约翰·威尔（Johann Weyer）和作家雷吉诺·史考特（Reginald Scot）等人，曾试图让人们相信女巫实际上是患有精

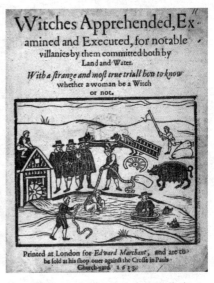

17 世纪，对女巫的迫害非常普遍

神疾病的人，但他们的观点没有引起重视。史考特认为，巫术指控有心理学和社会学等方面的原因。而威尔则质疑一个心理不健康的人是否应该为自己的行为负责。两人的著作都遭到了罗马天主教宗教法庭的封禁。

疯人院

即使精神病患者摆脱了巫术的指控，但他们仍然可能被社会排挤。那些被认为十分危险的人，可能会被关进监狱，或者被赶出城市。那些能负担得起治疗费的人住在私人疯人院里，由神职人员管理。在 19 世纪中叶建立精神病院之前，大多数精神病患者都住在修道院里。

为精神病患者提供住所的收容所在 16 世纪开始增多。欧洲第一家开门营业的精神病院被很多人认为是西班牙的瓦伦西亚精神病院。最著名的两所精神病院是伦敦的圣玛丽伯利恒医院和巴黎圣母院，它们在 16 世纪中期和 17 世纪开始收纳精神病患者。然而，大多数患者被关在狭小的牢房里，常常被用铁链拴在墙上，被迫坐在自己的排泄物里。精神病患者被比作动物，他们缺乏对痛苦的认知，会被无端地使用暴力。尽管如此，收容所并不只是装装样子，它们是那些被家庭和社会所抛弃的可怜人的避难所。当时的治疗使用了希波克拉底的放血、通便、严格的饮食控制等方法，或者将患者浸入滚烫或冰冷的水中，以使他们恢复正常。18 世纪早期，荷兰内科医生赫尔曼·布尔哈夫（Herman Boerhaave）发明了旋转椅，这是一种让精神病患者以每分钟 100 转的速度旋转的装置，通过摇晃使患者失去知觉以恢复精神正常。

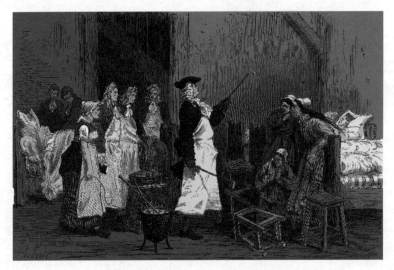

赫尔曼·布尔哈夫认为，可以通过用红色拨叉
威胁歇斯底里的患者的方式来让他们平静下来

改变观点

在接下来的几个世纪里，与精神问题有关的研究几乎没有进展，但到了 18 世纪，针对精神病院粗暴对待精神病患者的批评有所增加。意大利医生文琴佐·恰鲁吉（Vincenzo Chiarughi）是一位改革家，他鼓励人们养成良好的卫生习惯。在巴黎，菲利普·皮内尔（Philippe Pinel）证明了他的假设，即如果精神病患者得到关怀，他们的病情就会好转。他提出了道德治疗，即改善精神病患者的饮

食和生活条件。在英国，贵格会信徒威廉·图克于 1796 年建立了约克静修所，在那里，患者是客人，而不是囚犯。约克静修所注重体力劳动和道德治疗的作用，精神病患者受到礼貌和人道的对待。

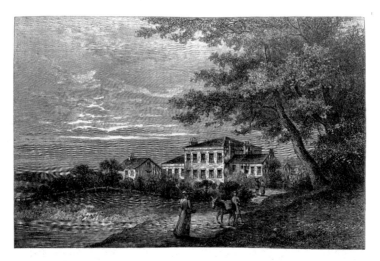

1796 年，威廉·图克开设了约克静修所

皮内尔和图克等人所倡导的 道德治疗于 19 世纪初传到了美国。在美国新建的新收容所中，有一半以约克静修所为范本，注重对患者的进行精神关怀，鼓励他们从事体力劳动，并为他们提供心理指导。虽然这似乎是一种有效的方法，但这种方法在 19 世纪后消失了。当收容所变得过于拥挤且无法再提供个人护理时，它们基本上被废弃了。

20 世纪初期，克利福德·比尔斯倡导的心理卫生运动取代了道德治疗。他呼吁正确地认识心理健康，改善精神病患者的待遇。多萝西娅·迪克斯（Dorothea Dix）是心理卫生运动的热心倡导者，她对世界各地的精神病院进行改革，并筹集了数百万美元建造医院，使患者得到了适当的照顾。

精神病学

19 世纪初，精神病学（来自希腊语，意思是"灵魂的医疗"）开始作为一门医学专业出现。在精神病学出现之初，它关注的重点是由于严重的抑郁、狂躁和精神病而被关在精神病院的人出现严重的精神失常的情况。在当时，精神病院除了对精神病患者提供严厉且无效的治疗，几乎没有为他们提供实质性的帮助。

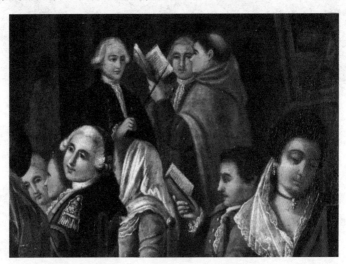
麦斯麦拿着一根魔杖，练习催眠术

19 世纪的欧洲精神病学家在没有相关的生理学参考的情况下，解释了癔症是如何引起诸如失明、瘫痪等生理症状的。弗朗兹·安东·麦斯麦受电磁学的影响，宣称癔症是由"宇宙磁流体"的不平衡造成的。麦斯麦认为能够通过催眠术治愈癔症，他认为催眠术的力量来自流经身体的"磁性"。苏格兰外科医生詹姆斯·布雷德（James Braid）参与了催眠术的演示，并尝试用各种方法来诱导患者进入昏迷状态。布雷德发现自己不用借助麦斯麦所使用的戏剧技巧就能做到这一点，因此他认为催眠是一个骗局。布雷德创造了催眠术这个词来描述这种昏迷状态。起初，他认为催眠是一种睡眠形式，不过后来他意识到它并不是一种睡眠形式。布雷德围绕这个问题发表了数篇论文，认为这是研究精神疾病的有效方法。布雷德对把催眠术作为一种减轻疼痛的手段很感兴趣，并成功地将其应用于各种疾病的治疗中，如中风、瘫痪、头痛、皮肤病等。

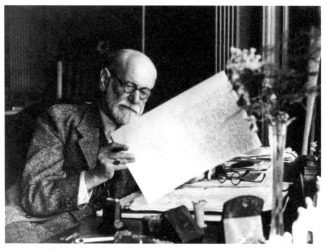

1938 年，西格蒙德·弗洛伊德在他的办公桌前

19 世纪晚期，奥地利心理学家西格蒙德·弗洛伊德（1856—1939 年）研究了精神分析学。从 1888 年到他去世，弗洛伊德共出版了 24 卷书来阐述了他的精神分析理论。他认为人格是由三个基本部分组成的：本我、自我和超我。本我是无意识的，包含生存所需的欲望、冲动和生命力；超我包括意识和无意识，对抗本

我并试图发挥约束的作用；自我在两者之间调解，平衡原始欲望和社会认同。

　　弗洛伊德认为，潜意识是精神问题的根源，它包含令人不安的欲望及被隐藏的痛苦记忆。弗洛伊德认为，焦虑和由此产生的精神疾病是人格的三个部分因相互冲突的需求而相互斗争的结果。弗洛伊德采用了自由联想治疗法，即引导患者说出所有能想起的事情，他认为这些事情将指向潜意识中被压抑的欲望。他还认为，通过分析梦可以获得重要的线索，因为梦通常不受意识和思想的约束。

ECT 和其他有争议的做法

　　电休克疗法（ECT）是休克治疗的一种新形式，该方法与将患者放入冰冷的浴缸的方法类似。1938 年，意大利内科医生乌戈·赛尔莱蒂和卢西欧·毕尼对精神分裂症患者进行了首次电击治疗，并取得了成功。这种疗法很快就被广泛使用，尽管它经常被滥用，甚至被一些精神病院当作安抚或惩罚患者的一种手段。1933 年，曼弗雷德·沙克尔（Manfred Sake）在柏林对精神分裂症患者进行了胰岛素休克治疗的实验，胰岛素的剂量高到足以引起患者昏迷。

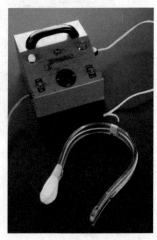

20 世纪 50 年代使用的一种典型的 ECT 设备

虽然胰岛素对早期精神分裂症患者的治疗有一些帮助，但对晚期患者的治疗几乎没有效果。

同年，在布达佩斯，约瑟夫·孟都纳给患者注射了甲硝唑，这种物质会诱发癫痫。

当药物和其他干预手段失败时，ECT 仍然被认为是治疗严重的抑郁症患者的必要手段。在治疗前，患者要进行全身麻醉，这样患者就不会有痛苦或不适的感觉。据说，ECT 治疗中出现的副作用是短期失忆和定向障碍。

额叶切除手术

20 世纪 30 年代至 20 世纪 50 年代，神经外科的临床实践逐渐兴起。埃加斯·莫尼兹在神经外科医生阿尔梅达·利马（Almeida Lima）的协助下，于 1935 年 11 月 12 日在葡萄牙进行了第一例额叶切除手术，被诺贝尔奖委员会称为精神医学领域有史以来最重要的成就之一。莫尼兹用注射乙醇的方法切除了一名女性抑郁症患者的额叶。在后来的手术中，莫尼兹和利马发明了一种带有针状器械的可伸缩的金属丝环，它能够穿过额叶，切断大脑中的神经纤维。额叶切除可以使难以控制暴力倾向或情绪激动的患者平静下来，最初被证明是有效的。

沃尔特·弗里曼（Walter Freeman）孜孜不倦地倡导精神疾病的外科治疗，并在美国普及了开胸手术。他对手术的描述相当恐怖，患者在接受一个类似于冰锥的东西通过眼窝的顶部刺入大脑之前，会被电击直至失去知觉。弗里曼像娱乐演员一样去全国各地展示他的技术，他完成了 3000 多次手术。

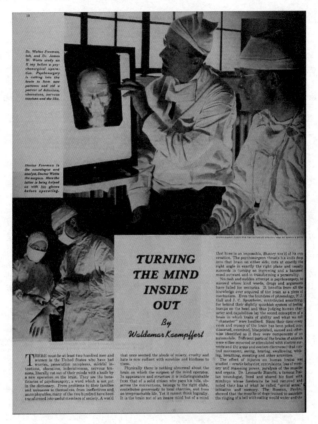

沃尔特·弗里曼经常出现在报纸上

因为最初的结果看起来很好，而且操作简便、成本低廉（额叶切除手术通常在十分钟之内就能完成），所以额叶切除手术很快就被确定为治疗严重的精神病患者的方法。但是，这种不可逆的手术的副作用非常严重：许多人因受到感染而丧失了工作能力，或变为植物人，据估计，近 500 人因此死亡。随着精神活性药物的出现，额叶切除手术便不再被采用。

精神药物

精神药理学的出现，即用药物治疗精神问题，是精神疾病研究史上最重要的突破之一。巴比妥酸盐和水合氯醛等物质从 19 世纪末就开始用于使精神病患者保持镇静。药理学家戴维·马赫特于 1920 年创立了"精神药理学"一词，但直到澳大利亚精神病学家约翰·凯德（John Cade）在 1949 年引入精神药物碳酸锂治疗双相情感障碍时，精神药理学才真正成了一门医学学科。

20 世纪 50 年代，一系列治疗精神病的药物问世。这些药物不能治愈精神病患者，但可以使其症状得到缓解。氯丙嗪是第一种抗精神病药物，由法国罗恩普伦克公司于 1950 年生产，不过该公司最初并没有打算将氯丙嗪用作精神病药物。法国外科医生亨利·拉伯里特（Henri Laborit）注意到，氯丙嗪能在患者无法镇静时使患者镇静下来，这使他认为氯丙嗪可以用于精神疾病治疗中。巴黎圣安妮医院的精神病学家让·雷德（Jean Delay）和皮埃尔·德尼尔克（Pierre Deniker）使用氯丙嗪治疗了躁狂症和精神分裂症患者，这标志着治疗精神疾病新时代的开始。

精神活性药物的引入为精神健康问题提供了更多解决方案，当时许多人深信诸如精神病院之类的机构将成为过去时。但据估计，20 世纪 80 年代，美国三分之一的无家可归者患有严重的精神疾病，十万多名精神病患者入狱。1992 年的一项调查报告显示，超过 7% 的监狱犯人患有严重的精神疾病。

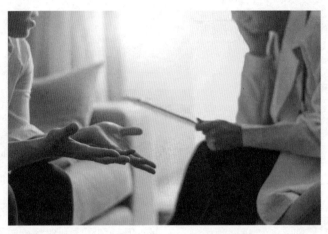

认知行为疗法旨在改变人们对自己的看法

虽然许多人将精神疾病视为需要医学干预的生物医学问题，但也有不少人将其视为可以通过心理分析和认知行为疗法等来解决的个人问题。在很多情况下，精神疾病患者会选择隐瞒疾病，不愿接受漫长的治疗。与精神疾病有关的问题仍然没有答案：什么是正常的行为？什么时候"不一样"会变成一种需要治疗的疾病？由谁来决定？

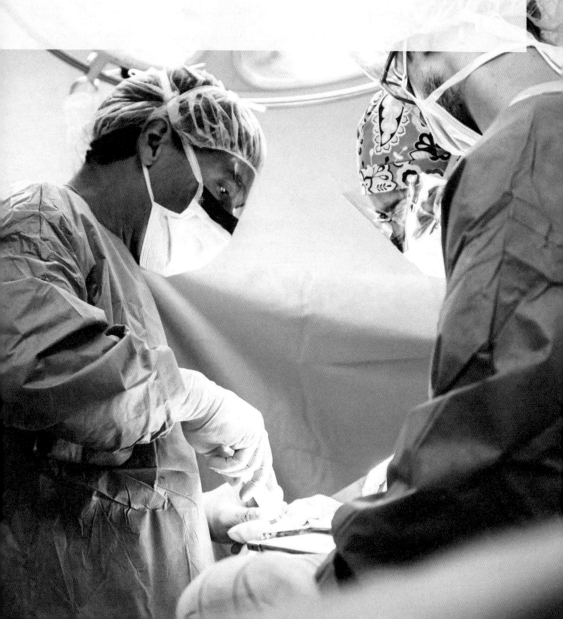

第十五章

移植手术

移植手术

移植手术发展时间线

移植手术发展时间线	
约公元前 500 年	印度外科医生苏苏拉塔（Susrata）介绍了鼻子再造术。
1597 年	加斯帕雷·塔利亚科齐（Gaspare Tagliacozzi）以擅长鼻整手术闻名，他从手臂上切下皮肤组织并将其附着在鼻部创面上。
1902 年	奥地利外科医生埃莫里奇·乌尔曼（Emerich Ullmann）进行了动物肾脏移植手术。
1906 年	马修·贾博雷（Mathieu Jaboulay）使用猪的肾脏对人体进行了肾脏移植手术。
1912 年	亚历克西·卡雷尔（Alexis Carrel）因其对于血管外科研究及器官移植所做的研究而被授予诺贝尔奖。他设计了一种泵式充氧器，可以将器官保存三周。同时，乔治·肖恩（Georg Schöne）发现异体移植手术总是失败。
1921 年	詹姆斯·B.墨菲（James B. Murphy）证实淋巴细胞与皮肤移植手术的失败有关。
20 世纪 30 年代	利奥·勒布（Leo Loeb）认为，供体和受体的基因越接近，排异反应就越小。他还证明了淋巴细胞在排异反应中的作用。
1933 年	外科医生渥若诺（Yu Yu Voronoy）进行了首例人对人的肾脏移植手术，但并未成功。

1949 年	彼得·梅达瓦（Peter Medawar）研究了双生牛的皮肤移植，并意识到它们会在子官内交换血液中的细胞成分，所以在进行皮肤移植时没有出现排异反应。
1954 年	约瑟夫·默里（Joseph Murray）在波士顿的彼得本特布里格姆妇女医院成功进行了肾脏移植手术。
1959 年	罗伯特·施瓦茨（Robert Schwartz）和威廉·达梅舍克（William Dameshek）证明了巯基嘌呤可以抑制兔子体内抗体的形成。
1967 年	南非外科医生克里斯蒂安·巴纳德（Christiaan Barnard）成功地移植了人的心脏。
1976 年	让·弗朗索瓦·博雷尔（Jean-François Borel）及其同事发现了环孢霉素，由于其免疫抑制特性，它改变了移植手术的规则。

移植手术是医学中较新的专业领域之一，其历史可以追溯到大约 70 年前。

身体残缺的部分可以被替换的想法自古就有。苏苏拉塔是一位印度外科医生，他的《苏苏拉塔·萨姆希塔》（*Susrata Samhita*）是印度阿育吠陀医学的经典著作之一。书中他介绍了鼻子再造术。当时，割鼻子是一种常见的惩罚手段，鼻子再造术有大量的需求。他用额部带蒂皮瓣做了鼻子再造手术。1794 年，印度鼻子再造术传到了西方世界。

加斯帕雷·塔利亚科齐以擅长整形手术闻名于世，尤其擅长后来被称为"意大利方法"的鼻整形手术。这种方法与苏苏拉塔等外科医生使用的方法不同。塔利亚科齐的方法是从手臂上切下皮肤组织，使用特殊设计的仪器做出合适的形状，然后贴在鼻部创面上。

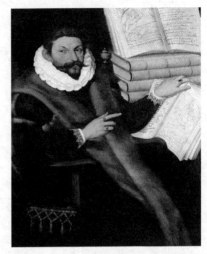

加斯帕雷·塔利亚科齐

塔利亚科齐发现，如果皮肤组织取自非患者本人的手臂，手术就会失败。几个世纪以来，医生使用的都是全层皮肤移植。

器官移植先锋

1902 年，奥地利外科医生埃莫里奇·乌尔曼进行了动物肾脏移植手术，尝试把狗的肾脏移植给山羊。他还尝试把猪的肾脏移植到人体，但没有成功。1912 年，法国外科医生亚历克西·卡雷尔因其对血管外科研究及器官移植所做的贡献而被授予诺贝尔奖。1904 年，卡雷尔离开法国，移居芝加哥，在那里他与生理学家查尔斯·格思里（Charles Guthrie）合作，尝试进行各种动物器官移植。卡雷尔在器官移植方面取得的成果很大程度上归功于他严格使用无菌技术。卡雷尔在动物器官移植方面的研究结果显示，自体移植取得了多次成功，异体移植却从未成功过。卡雷尔不知道这其中的原因，于是他开始探索诸如匹配捐赠者和接受者的方法，以增加成功的概率。异体移植的失败阻碍了移植手术的进一步发展。20 世纪 20 年代至 20 世纪 30 年代，有关移植手术的研究或多或少地陷入了停滞状态。

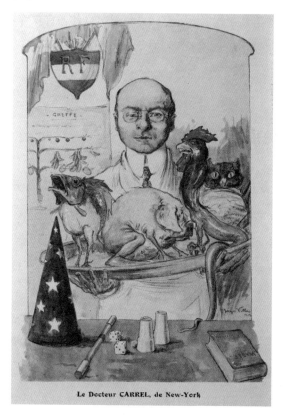

Le Docteur CARREL, de New-York

一幅关于卡雷尔的漫画

1906 年，里昂外科手术主任马修·贾博雷对人体进行了两次肾脏移植手术，其中一次使用了猪的肾脏，另一次使用了山羊的肾脏。恩斯特·昂格尔（Ernst Unger）在 1909 年使用猴子的肾脏对人体进行了移植手术。然而，这些早期的接受器官移植的患者无一存活。

在为法国第一次世界大战期间受伤的士兵治疗之后，卡雷尔回到了纽约的洛克菲勒生物医学研究所，与飞行员查尔斯·林白（Charles Lindbergh）共同设计了泵式充氧器。卡雷尔最初打算在心脏手术中使用泵式充氧器，泵式充氧器可以使器官保存长达三周。

卡雷尔还是组织培养的先驱，组织培养是移植手术的重要奠基石。

移植和免疫学

20 世纪早期，科学家开始研究免疫系统在移植排异反应中的作用。1903 年，保罗·埃里希研究了老鼠身上的肿瘤移植物。同年，丹麦兽医卡尔·詹森（Carl Jensen）提出，移植失败是一种免疫反应，但埃里希不认同这一说法，因为没有检测到抗体（抗体是免疫反应的特征）。1912 年，在埃里希实验室工作的乔治·肖恩研究了皮肤移植物。他发现异体移植总是失败，如果再次尝试对同一供体进行移植，那么失败的速度会比以前更快。由于这一发现，他成为很受追捧的移植免疫学家。

20 世纪 20 年代末，洛克菲勒生物医学研究所的科学家已经证实了淋巴细胞在移植免疫反应中的主要作用。詹姆斯·B. 墨菲证实淋巴细胞与皮肤移植手术的失败有关，并寻找各种抑制排异反应的方法，但他的大多数发现在当时被忽视了。

20 世纪 30 年代，华盛顿大学的病理学家利奥·勒布认为，供体和受体的基因越接近，排异反应就越小。他还证明了淋巴细胞在排异反应中的作用，但当时他并没有得到同行的支持。

1933 年，外科医生渥若诺进行了人对人的肾脏移植手术。这次尝试连同渥若诺在后来的十几年间进行的其他几次手术都失败了。直到 20 世纪 50 年代，渥若诺所做的工作才为西方国家所知。

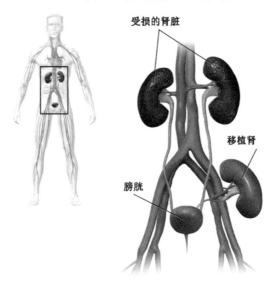

受损的肾脏

移植肾

膀胱

移植肾脏在体内位置的示意图

20 世纪 40 年代至 20 世纪 50 年代初，巴黎、伦敦和波士顿的外科医生进行了狗的肾脏移植手术。丹麦的莫顿·西蒙森（Morton Simonsen）并不了解勒布关于淋巴细胞的研究，他试图寻找一种抗体反应，但没能找到。在伦敦，曾反对勒布观点的人之一威廉·登普斯特（William Dempster）利用放射线和可的松延长了狗在植皮手术后的存活时间，但效果甚微。他认为器官移植一定会失败，因此建议医生不要对人体进行器官移植手术。

1950 年，芝加哥泌尿科医师理查德·劳勒（Richard Lawler）
进行了人体肾脏移植手术，该手术被批评为没有医学价值。尽管如
此，法国外科医生勒内·库斯（Rene Kuss）依旧启动了一项人体
肾脏移植计划。

1951 年，库斯的团队进行了九次肾脏移植手术，其中大部分
捐赠器官来自被送上断头台的罪犯。尽管所有患者都在数周之后死
亡，但库斯设计的方法仍然是当时肾脏移植的标准操作方法。最后
一次移植手术是第一次使用患者母亲的肾脏实施的活体手术，但患
者还是在三周后出现了排异反应。

大卫·休姆（David Hume）在 1951—1953 年进行了九次肾脏
移植手术。只有四次手术后受体肾脏具有正常功能，另外四次手术
后受体肾脏无法保持正常功能，其中有一次手术后受体肾脏超过五
个月才出现排异反应。一些人认为这是继续尝试的正当理由，但大
多数人认为人体移植毫无根据并且不道德。

彼得·梅达瓦

第二次世界大战期间，动物学家彼得·梅达瓦与格拉斯哥皇
家医院的整形外科医生托马斯·吉布森（Thomas Gibson）合作，
使用皮肤移植物治疗烧伤的飞行员。他们发现了这个现象：同一
个供体的后续移植总是比最初的移植失败得更快，他们意识到排
异可能是一种免疫反应。

当战争结束后，梅达瓦对兔子的皮肤移植物进行了深入研究。

梅达瓦并不了解 20 年前墨菲的研究，并且反对勒布的观点。在接下来的十年中，梅达瓦仍然坚信移植失败是由于体液里的某些物质而非细胞中的某些物质导致的。由于没有检测到任何抗体，梅达瓦开始研究豚鼠，他发现豚鼠的皮肤移植物的有色区域逐渐侵蚀了周围的皮肤。

1949 年，梅达瓦提出双生牛之间的皮肤移植只有在同卵双生牛之间进行才不会出现排异反应；异卵双生牛之间进行皮肤移植会出现排异反应。令他有些吃惊的是，他在进行实验时发现，同卵双生牛和异卵双生牛都没有出现排异反应。梅达瓦对这个结果感到困惑，于是他查阅了 1945 年威斯康星州大学的雷·欧文（Ray Owen）发表的一篇论文。欧文发现异卵双生牛通常有两种红细胞类型的混合体，并得出结论：双生牛会在子宫内交换血液中的细胞成分。读完这篇文章，梅达瓦了解到，由于双生牛的免疫系统具有相似性，所以皮肤移植才没有出现排异反应。梅达瓦与他的同事鲁珀特·比林厄姆（Rupert Billingham）、兰斯列·布兰特（Leslie Brent）开始寻找使其他免疫耐受的方法。

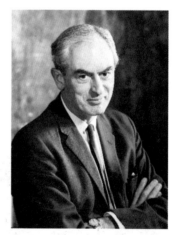

彼得·梅达瓦，1969 年

首次成功

　　1954 年 12 月 23 日，约瑟夫·默里在波士顿布里格姆妇女医院进行了人肾脏移植手术，取得了成功。默里在同卵双胞胎之间进行肾脏移植，避免了器官排异反应。1958 年，默里的团队采用了琼·梅恩（Joan Main）和里士满·普雷恩（Richmond Prehn）的方法，该方法通过放射线来削弱免疫系统。令人失望的是，在 12 位患者中，有 11 位在一个月内死亡。只有一位移植了自己孪生兄弟的肾脏的患者又活了 20 年。在 1960—1962 年，勒内·库斯等人在巴黎成功地完成了非双胞胎受体之间的四次移植手术。

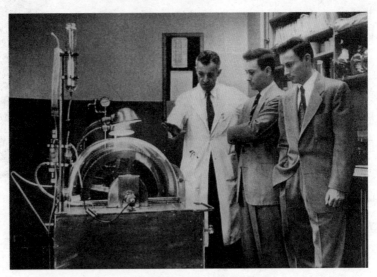

外科医生约翰·梅里尔（John Merril）向赫里克兄弟展示了一台透析机，他们是第一例成功接受了肾脏移植手术的双胞胎捐赠者和接受者

免疫抑制

由于整体效果不佳，许多人并不认可肾脏移植手术。1959 年，塔夫茨大学的罗伯特·施瓦茨和威廉·达梅舍克证明，用于治疗白血病的巯基嘌呤可以抑制兔子体内抗体的形成，他们称这种现象为药物诱导的免疫耐受。研究人员开始寻找基于药物的移植方法。英国的研究表明，在使用巯基嘌呤的情况下，移植物的存活时间更长。

1976 年，让·弗朗索瓦·博雷尔和他的同事发现了一种从真菌中提取出来的"神奇药"环孢霉素。在英国，对这种药物的研究表明，它使移植到老鼠、猪和狗身上的移植物的存活时间延长了。当环孢霉素首次用于人体时，按照给动物的剂量给药，发现它会严重损害人体肾脏，导致感染和肾脏功能衰竭。一些人认为应该停止使用这种药物，但调整剂量后，结果显示，这种药物使患者接受肾脏移植手术后的存活率提高了。因此，外科医生对其他器官的移植也充满信心，可以说环孢霉素改变了移植手术的规则。

移植手术开始只是少数地方的治疗手段，后来成为世界各地医院的标准治疗手段。环孢霉素一直是标准的免疫抑制剂，直到 1989 年才被更有效的药物他克莫司（Tacrolimus）取代。如今，医生通过药物的组合使用来防止器官移植后的排异反应。

心脏对心脏

20 世纪 60 年代中期，研究人员逐渐意识到排异反应是心脏移植手术的最大障碍。心肺机已经被开发出来了，它解决了患者和移植器官的供氧问题，外科手术修复心脏瓣膜缺陷的方法也被采用。自体移植也得到了发展，医生能够将心脏分离出来并进行修复，然后再将心脏缝合回原位。

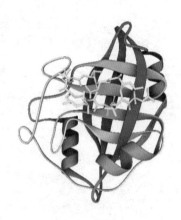

环孢霉素分子模型

1967 年 12 月 3 日，南非外科医生克里斯蒂安·巴纳德（1922—2001 年）在南非开普敦首次将一个人的心脏移植到另一个人的体内。巴纳德的团队将 25 岁的丹尼斯·达瓦尔（Denise Darval）的心脏移植给了路易·沃什坎斯基（Louis Washkansky）。沃什坎斯基在手术后活了 18 天，由于其免疫系统受到抑制，最终死于肺炎。在接下来的一年里，世界各地的医院进行了一百多例心脏移植手术，但几乎所有的患者都在 60 天内死亡。巴纳德的第二个患者菲利普·布莱伯格（Philip Blaberg）在接受心脏移植手术后活了 19 个月。由于手术后不久患者就会死亡，心脏移植手术在 1970 年仅做了 18 次。心脏移植的主要问题仍然是人体的排异反应，这种情况随着环孢霉素的发现最终得到了解决。

免疫抑制剂并不能解决移植手术的全部问题，抗排异药物也有很多问题。患者必须终身服用会产生副作用的药物。因为抗排异药物会抑制免疫系统，所以感染的风险会增加。由于免疫系统无法有效抑制早期的癌细胞，患者患癌症的概率也会增加。尽管患者器官移植后出现的急性排异反应相对较少，但是患者通常需要长期应对慢性排异反应带来的各种问题，并且在手术后大多数患者的存活时间不会超过 15 年。研究人员认为，这是由于免疫反应持续作用于移植器官，即使患者使用抗排异药物结果也是如此。

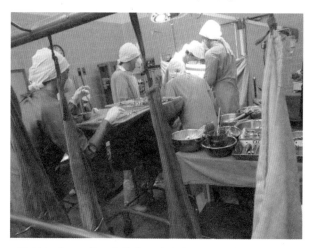

对 1967 年 12 月巴纳德第一次人体心脏移植手术的重现

在世界范围内，肾脏仍然是最常见的移植器官。除了心脏和肾脏移植手术，肺、胰腺、肠、肝等器官的移植手术数量也在增加。

第十六章

遗传和基因

遗传和基因

医学遗传学发展时间线

医学遗传学发展时间线	
1858 年	查尔斯·达尔文和阿尔弗雷德·拉塞尔·华莱士（Alfred Russel Wallace）介绍了新物种如何通过进化产生，以及自然选择如何在新物种的进化中发挥作用。
1865 年	格雷戈尔·孟德尔（Gregor Mendel）发表了有关豌豆遗传性的研究结果。
1900 年	卡尔·兰德斯坦纳（Karl Landsteiner）发现了 ABO 血型系统。
1902 年	阿奇博尔德·加罗德（Archibald Garrod）发现了第一例人类遗传疾病。
1910 年	托马斯·亨特·摩尔根（Thomas Hunt Morgan）研究了果蝇的遗传，并提出了突变。
1912 年	亚历克西·卡雷尔提出了"组织培养"一词。
1944 年	奥斯瓦尔德·埃弗里（Oswald Avery）、科林·麦克劳德（Colin Macleod）和麦克林·麦卡蒂（Maclyn Mccarty）证明，脱氧核糖核酸（DNA）负责传递性状。

1953 年	詹姆斯·沃森（James Watson）和弗朗西斯·克里克（Francis Crick）提出了 DNA 的双螺旋模型。
1971 年	卡尔·梅里尔（Carl Merrill）证明，可以通过注射 DNA 解决生物学问题。
1981 年	马丁·埃文斯（Martin Evans）和马特·考尔曼（Matt Kauffman）于 1981 年首次从小鼠身上鉴定、分离并成功培养出胚胎干细胞。
1990 年	4 岁的阿散蒂·德西瓦（Ashanti DeSilva）成为第一位接受基因治疗的患者。
1998 年	詹姆斯·汤普森（James Thompson）成功地从备用胚胎中取出了细胞，并在实验室中进行了培养，从而建立了世界上首个人类胚胎干细胞系。
2006 年	日本的科学家研发了一种将正常细胞转变为干细胞的方法。

DNA 的结构及其在遗传中的作用的发现，常被认为是有史以来最伟大的科学发现之一。医学遗传学或称遗传医学，是研究遗传疾病的诊断和治疗的医学分支。

医学遗传学起源于进化理论的发展。1858 年，查尔斯·达尔文和阿尔弗雷德·拉塞尔·华莱士介绍了新物种如何通过进化产生，以及自然选择如何在新物种的进化中发挥作用。达尔文注意到，没有两个个体是完全相同的，正是个体之间的自然差异使得能够适应环境的有利变异的个体存活下来。在获取资源、躲避捕食者或寻找配偶等方面具有优势的变异更有可能传递给下一代，下一代将继承这些有利的变异，最终形成新的物种。

达尔文和华莱士在观察了现存种群的变异后，无法解释这些变异是如何产生的。他们不知道基因的存在，也不知道基因在其中扮演的角色。

孟德尔

　　孟德尔开始进行豌豆实验时，达尔文进化论刚刚问世。孟德尔的豌豆实验进行了 8 年，其间他种植了超过 1 万株豌豆。1865 年，孟德尔发表了自己的研究成果，但这些成果基本上被忽视了。直到 1900 年，也就是他去世很久之后才得到认可。

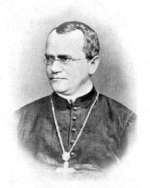

格雷戈尔·孟德尔

　　在孟德尔的豌豆实验中，孟德尔把注意力放在了豌豆植株的 7 个不同的特征上，这些特征有不同的形式，他很容易就能分辨出来，比如种子的颜色是绿色还是黄色。通过分析各种杂交的结果，孟德尔指出，遗传因子在体细胞内成对存在，其中一个成员来自父本，另一个成员来自母本，二者分别由精细胞和卵细胞带入。两个遗传因子各自独立、互不干涉，但二者对性状所起的作用却表现出明显的差异，即一方对另一方起了决定性的作用，因而有显性因子和隐性因子之分，随之而来的也就有了显性性状与隐性性状之分。他把遗传因子描述为一种可传递给后代的粒子，这是我们现代医学遗传学的基础。

孟德尔遗传定律

基因分离定律：

每个遗传特征都由一个基因对定义。性细胞仅包含一对中的一个基因。当性细胞结合受精时，后代会从父母那里各继承一个基因。

孟德尔遗传

P

纯种繁殖黄线   X   纯种繁殖绿线

F₁   X

自由组合定律：

不同性状的基因彼此分开排序，一个特征的继承不依赖于另一个特征的继承。

F₂

显性遗传定律：

在一对具有相对性状基因控制的杂合子中，能使其表现出性状的基因是显性基因。

人类遗传学

20 世纪初，人类遗传学研究取得突破式进展。奥地利医生卡尔·兰德斯坦纳于 1900 年发现了 ABO 血型系统。1902 年，

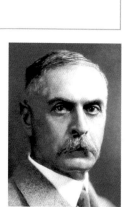

卡尔·兰德斯坦纳

英国内科医生阿奇博尔德·加罗德根据孟德尔遗传定律发现了首例
人类遗传疾病。

这两项发现定义了贯穿人类遗传学的双链研究：第一，对人类
正常遗传变异的研究；第二，研究染色体缺陷是如何导致疾病代代
相传的。

破解密码

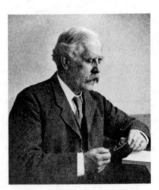

阿奇博尔德·加罗德

其他研究人员明确了遗传因子
在细胞核中的位置，并确定了染色体
是遗传信息的载体。20 世纪初，人们
首次发现了染色体异常现象。托马
斯·亨特·摩尔根和他在哥伦比亚大
学的学生开始研究果蝇的遗传，他们
繁殖了成千上万的果蝇。1910 年，摩
尔根的实验室里出现了一种白眼雄
蝇，与通常的红眼雄蝇截然不同，他把这种特征称为突变。

通过培育数百种突变体，摩尔根和他的合作者创建了染色体图
谱并标注了果蝇的四个染色体中特定基因的位置。当时，人们还不
清楚"基因"到底是什么。

随后，有研究人员开始研究遗传因子的化学成分。一些人认
为蛋白质负责传递性状，而另一些人则认为核酸负责传递性状。
1944 年，美国生物学家奥斯瓦尔德·埃弗里、科林·麦克劳德和

麦克林·麦卡蒂进行了一系列巧妙的实验，证明脱氧核糖核酸（DNA）负责传递性状。

卡文迪什实验室的科学家开发了 X 射线结晶学，这使人们能够解释结晶分子的三维结构。这项技术使得伦敦国王学院的莫里斯·威尔金斯和罗莎琳德·富兰克林拍摄到了结晶 DNA 纤维的图像，这些图像证实了詹姆斯·沃森和弗朗西斯·克里克在 1953 年提出的双螺旋 DNA 模型。沃森和克里克的突破性研究明确了 DNA 的结构并揭示了基因密码。

20 世纪 60 年代，克里克和化学家悉尼·布伦纳（Sydney Brenner）研究出 DNA 指示细胞合成特定蛋白质的机制。DNA 中一种特殊的碱基三联体称为密码子，是 20 种不同氨基酸中的一种。随着越来越多的密码子被识别出来，很明显，无论人类还是蜂鸟，遗传密码对几乎所有生物都适用。

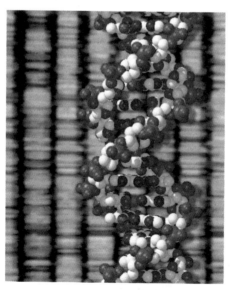

DNA 分子部分模型

基因工程与基因治疗

1971 年，卡尔·梅里尔给从半乳糖血症患者身上提取的细胞注射来自细菌的基因进行实验。1972 年，西奥多·弗里德曼（Theodore Friedmann）和理查德·罗布林（Richard Roblin）在《科学》杂志上首次提出"基因治疗可能在未来会改善一些人类遗传疾病"。

同样在 1972 年，赫伯特·伯耶（Herbert Boyer）和斯坦利·科恩（Stanley Cohen）开发了重组 DNA 技术——从一个生物体中切割 DNA 并将其插入另一个生物体的 DNA 中。这使克隆和修改基因成为可能，并为现代生物技术奠定了基础。紧接着是对整个基因组进行测序，首先是在 1977 年对一种名为"PhiXo174"的病毒的测序，接着是在 1995 年对一种细菌的测序，以及 2000 年对果蝇的全基因测序。人类基因组计划开辟了新的研究领域，使得医生能够预测疾病并定制药物治疗方案。

基因治疗一般是将功能基因导入人体细胞以取代非功能基因。1990 年，马里兰州贝塞斯达癌症研究所的科学家报告说，他们用逆转录病毒插入一种叫作白细胞介素-2 的基因，修改了取自晚期黑色素瘤患者的白细胞基因。在进行这样的处理后，基因改变的细胞被注射回活着的患者体内。这证明了基因治疗对人类是可行的。

1990 年 9 月 14 日，4 岁的阿散蒂·德西瓦创造了历史，她成为第一个接受基因治疗的患者。她患有腺苷脱氨酶缺乏症（ADA），这是一种严重削弱免疫系统的遗传性疾病。研究人员通过抽血获得T 细胞，这是一种参与免疫调节的白细胞。ADA 基因通过逆转录病毒进入 T 细胞。这些被修正基因的 T 细胞，在大约 12 天后被重新注入女孩体内。德西瓦在大约两年的时间里接受了 11 次这样的输血治疗。在经过治疗后，她不再需要被隔离以防感染危及生命，她能正常上学了。

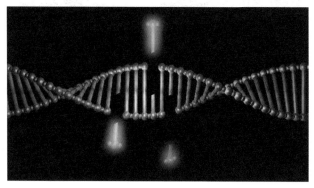

一种计算机模型，显示核苷酸被插入到受损的 DNA 链中

并非所有的基因治疗实验都进展顺利。1999 年，18 岁的杰西·盖辛格（Iesse Glsinger）死于一项基因治疗的并发症。在盖辛格接受基因治疗前，已经有 17 人接受了这种治疗，他们只有轻微的并发症。盖辛格没有那么幸运，他在接受治疗后的 24 小时内就陷入昏迷，4 天后因多器官衰竭死亡。

研究人员确定盖辛格的死亡是腺病毒引发的异常免疫反应的结果，因此，所有基因治疗实验都暂停了一段时间。

即使在今天，基因治疗仍然被认为是一种有很大风险的治疗方法，并且仍在研究中。目前，基因治疗只是作为没有其他治愈希望的疾病的最后治疗手段而进行的测试性治疗。目前已有十多种基因疗法获得批准，其中包括治疗儿童遗传性失明和白血病。

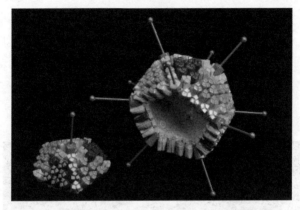

腺病毒的模型，腺病毒是一类与流感等疾病有关的病毒

基因医学的未来

据估计，医学成果从实验室的研究到临床应用大约需要 17 年的时间。换句话说，这是尖端医学从实验室到医生手术台所需的时间。人类基因组计划提高了我们对基因在疾病中所起作用的认识，并使根据一个人的基因构成定制个性化药物成为可能。美国国家科学院呼吁在诊断时考虑遗传和环境因素的"精确医疗"。

CRISPR 是一种自然发生的基因编辑系统，是细菌"自卫武器库"的一部分，自 1987 年起由科学家进行研究，并自 2012 年起作为一种快速有效的基因编辑工具在实验室中被使用。尽管 CRISPR 在临床应用方面仍处于早期阶段，但它可能对医学产生重大影响。

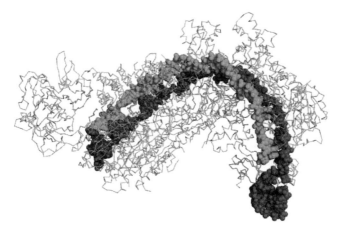

细菌 CRISPR 分子（绿色）与病毒 DNA（红色）结合

细胞培养和干细胞

细胞培养是从动物或植物中提取出细胞，使细胞在实验室环境中生长，这是生物学家研究细胞和药物及癌症等疾病影响的主要工具之一。它还用于药物筛选和开发，如测试新疫苗。使用细胞培养的主要优点是产生的结果一致。细胞培养始于 1907 年，当时耶鲁大学的动物学家罗斯·哈里森（Ross Harrison）从一只青蛙身上取出神经组织，神经组织在盐溶液中存活数日。在几年后，理查德·戈德施密特（Richard Goldschmidt）成功地从昆虫身上提取了第一批细胞培养物。在接下来的半个世纪里，昆虫细胞培养被用于研究病毒的影响。随后，这项技术被用于生产麻疹、小儿麻痹症、腮腺炎和其他传染病的疫苗。

组织培养是指提取组织碎片，使其在人工环境中存活。组织培养的对象可以是一群细胞，也可以是整个或部分器官。法国外科医生亚历克西·卡雷尔和他的助手蒙特罗斯·伯罗斯（Montrose Burows）提出了"组织培养"一词。20 世纪 80 年代至 20 世纪 90 年代，研究人员发明了能够成功培养干细胞的方法。

干细胞是一种特殊类型的细胞，在生命早期和生长期有可能发育成多种不同的细胞类型。干细胞既可以对自身进行精确"拷贝"，也可以转化成更特殊的细胞。当一个干细胞分裂时，每一个新细胞都有可能继续作为一个干细胞或成为一种不同类型的细胞，如肌肉细胞或神经细胞。干细胞是生物体内部修复系统的一部分，根据需要替换其他细胞。干细胞有很多种，有些只存在于特定的时期，例如胚胎发育时期。胚胎干细胞被称为多能干细胞，这意味着它们可以分化为体内所有其他类型的细胞。

马丁·埃文斯和马特·考夫曼于 1981 年首次从小鼠身上鉴定、分离并成功培养出胚胎干细胞。这一突破使科学家能够"操纵"小鼠的基因并研究它们在疾病中的功能。

1998 年，麦迪逊威斯康星大学的詹姆斯·汤普森在成功地从备用胚胎中取出细胞，并在实验室中进行培养，从而建立了世界上首个人类胚胎干细胞系。

2006 年，日本科学家研发了一种将正常细胞转化为干细胞的方法，这些干细胞被称为"诱导多能干细胞"或 iPS 细胞。2010 年，美国科学家利用 iPS 细胞将由人类皮肤细胞制成的神经细胞用来治疗老鼠。移植的细胞改善了老鼠帕金森病的症状。詹姆斯·汤普森在 2007 年成功地获得了人类 iPS 细胞。鲁道夫·詹尼什（Rudolf Jaenisch）用 iPS 细胞证明了来源于 iPS 细胞的神经元在减轻帕金森病症状方面有潜在的作用。

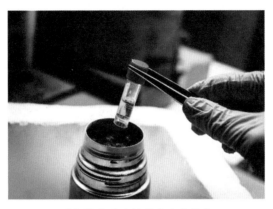

干细胞悬浮液被保存在液氮中

虽然干细胞显示出了巨大的作用，但在应用方面仍有许多障碍需要克服。干细胞无限期分裂的能力与癌细胞类似。一些科学家正致力于在 iPS 细胞中构建一个安全系统，以便在出现问题时触发 iPS 细胞自毁。

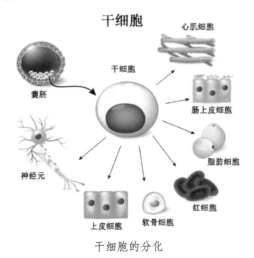

干细胞的分化

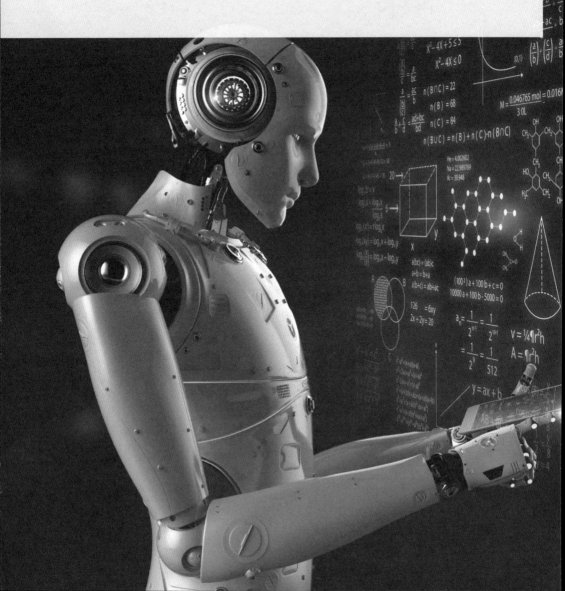

第十七章

医疗技术

医疗技术

医疗技术发展时间线

医疗技术发展时间线	
1 世纪	埃及贵族的假肢脚趾是用木头和皮革制成的。
1505 年	格茨·冯·柏林根（Götz Von Berlichingen）在战斗中失去手后戴上了铁手假肢。
1696 年	彼得·威尔杜恩（Pieter Verduyn）发明了一种带有铰链和皮革袖口的膝下假肢，用于改善假肢与身体的连接。
1818 年	彼得·巴利夫（Peter Baliff）发明了一种装置，可使假肢佩戴者利用其躯干和肩膀的肌肉通过皮带系统来移动假肢。
1860 年左右	道格拉斯·布莱（Douglas Bly）制作了"球窝脚踝"，增强了活动能力。
1871 年	因战争截肢者詹姆斯·爱德华·汉格（James Edward Hanger）申请了一种由枪管和金属制成的假肢专利，他的公司至今仍然存在。
1881 年	塞缪尔·西格弗里德·卡尔·里特·冯·巴斯赫（Samuel Siegfried Karl Ritter Von Basch）发明了用于测量血压的血压计。
1928 年	菲利普·德林克（Philip Drinker）和路易斯·阿加西·肖（Louis Agassiz Shaw）研制了"铁肺"。
1945 年	威廉·科尔夫（Willem Kolff）对一名急性肾功能竭患者进行了为期一周的透析。

1961 年	海因里希·恩斯特（Heinrich Ernst）在麻省理工学院人工智能实验室开发出第一台由计算机操作的机械手。同时，威廉·豪斯（William House）发明了人工耳蜗，这是第一种有效治疗耳聋的方法。
1982 年	巴尼·克拉克（Barney Clark）成为贾维克 7 号人工心脏的第一个接受者。
1998 年	由戴维·高（David Gow）研发的世界上第一只仿生手臂被安装到爱丁堡的坎贝尔·艾尔德（Campbell Aird）身上。
2007 年	戴维·高研发了 i-Limb，这是第一款具有五个可独立活动的手指的人造手。美国海军陆战队前队员克劳迪娅·米切尔（Claudia Mitchell）成为第一位安装仿生手臂的女性。
2015 年	一款名为 Eve 的人工智能机器人利用机器学习技术加快了曼彻斯特大学的药物研发进程。
2018 年	明尼苏达大学的研究人员开始研制仿生眼。

科技在今天的医学中起着重要的作用，很难想象一家现代化的医院里缺少大量精密的机械设备会是什么样。我们已经看到了科技如何让医生不用切开身体就能看到身体内部。但直到 19 世纪，医生才真正开始利用科技来帮助他们诊断和治疗疾病。19 世纪的许多创新在今天仍以改良的形式经常被使用。听诊是一种倾听心肺声音的诊断行为，在此之前是通过将耳朵直接放在患者的胸部来完成的。为了避免对年轻女性患者进行听诊时产生尴尬，法国医生雷奈克使用了一张卷好的纸来做听筒。在接下来的三年里，他用各种各样的

材料制作听筒，在经过各种尝试后，他最终制作出了一根长 25 厘米的空心木管听筒。这是现代听诊器的雏形。

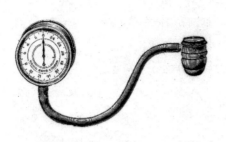

1881 年，巴斯赫发明的血压计

尽管测量温度的仪器可以追溯到 16 世纪，但直到 1867 年，英国物理学家托马斯·奥尔巴特（Thomas Allbutt）才发明了实用的医用温度计。它是便携式的，只有 15 厘米长，需要 5 分钟的时间来测量患者的体温。今天的数字体温计能在几秒内准确地测出患者的体温。

19 世纪的另一项伟大发明是血压计，它经过了改良，仍在日常生活中被使用。1881 年，奥地利内科医生巴斯赫发明了这种测量血压的仪器。巴斯赫的装置是一个装满水的袋子，包裹着一个橡胶球，橡胶球连接着一根水银柱。橡胶球被放置在上臂的动脉上，水被泵入，直到泵入停止为止。此时，以毫米为单位的水银柱高度数值被记录为血压。

假 肢

替代人体缺失部分的人造装置叫作假肢。假肢不仅是为了弥补缺损的身体功能，而且是为了美观。最早的假肢装置由木头和金属等材料制成，用皮革带固定在身体上。

希腊人和罗马人都制造了假肢辅助装置，尽管这些装置通常都很粗糙且很重。已知最早的假肢是"卡普亚腿"（Capua Leg），之所以叫"卡普亚腿"，是因为它是在意大利卡普亚出土的，可以追溯到公元前 300 年左右。它是由铜和铁制成的，有一个木芯。据称，罗马将军马库斯·塞尔吉乌斯（Marcus Sergius）曾被授予一只铁手，以替代在第二次布匿战争中失去的一只手，以便他能够握住盾牌。

德国骑士格茨·冯·柏林根在 1505 年的一次战斗中失去了手，他被装上了一个可以灵活转动的铁手。假肢使他能够握住缰绳，重返战场。不过这个装置太重了，必须用厚皮带绑在他的盔甲上。

有关假肢的最早的书面资料可能是法国外科医生安布鲁瓦兹·帕尔于 1579 年出版的一本书。作为一名军医，帕尔曾不得不去切除许多不幸受伤的士兵的胳膊或腿，而有些士兵宁愿结束自己的生命也不愿没有四肢而生存。最终，帕尔开始设计和制造假肢来帮助那些受伤的人。帕尔希望它们具有功能性，并试图使它们尽可能与生物肢体相接近。

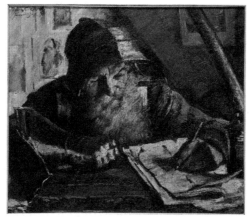

戴着"钢铁手臂"的柏林根

1696 年，荷兰外科医生彼得·威尔杜恩发明了一种膝下假肢，它有专门的铰链和皮革袖口，可以更好地附着在身体上。威尔杜恩和帕尔设计了许多装置，威尔杜恩的非锁定膝下假肢与现代假肢非常相似。

　　1818 年，德国牙医彼得·巴利夫发明了一种装置，使假肢佩戴者能够利用躯干和肩膀的肌肉通过皮带系统移动假肢。此后，截肢者可以通过自然的身体运动来操作假肢了。19 世纪 60 年代，法国的德·博福特（De Beaufort）采用了这种设计，供受伤的士兵使用。背带的设计可以使截肢者通过调节背带上的

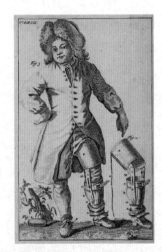

由彼得·威尔杜恩发明的下肢假肢

张力来弯曲和伸展一只简单的人造手上的拇指。

　　1860 年左右，来自纽约的医生道格拉斯·布莱发布了一项重要的新发明——一个"球窝脚踝"，它是由一个放在橡胶球窝里的象牙球做成的，这可以增强活动能力。布莱在美国内战期间一直在宣传他的这个发明，这场战争使大量的士兵被迫截肢，并加剧了假肢制造商之间的竞争。在美国内战结束后，美国出现了 200 多家假肢制造商。虽然当时的美国政府认识到假肢是一个好产品，但它太贵了，政府无法把它提供给受伤的士兵。不过，政府愿意支付其

所售卖的假肢和布莱的公司所售卖的假肢之间的价格差价。

1863 年，纽约的化学家杜布瓦·L.帕梅勒（Dubois L. Parmelee）发明了一个吸盘，以改善假肢和残肢之间的连接，并帮助固定残肢。他是在思考假牙是如何固定的时候产生这个想法的。假牙是通过吸力和气压的结合来固定的。他认为，如果制作得足够好，那么假肢可以被固定得很好。1871 年，美国内战中第一批截肢者之一詹姆斯·爱德华·汉格申请了一项假肢的专利，他创立的假肢公司至今仍然存在。

20 世纪初，假肢设计变得更加专业化。第一次世界大战的大规模伤亡使假肢的需求增加了。美国沃尔特·里德陆军医院生产了大量的假肢，旨在帮助残疾退伍军人重返工作岗位。在第一次世界大战前，来自俄勒冈州的锯木厂老板多伦斯发明了劈钩假肢。在第一次世界大战后，这种假肢开始受到工人的欢迎，因为它能够抓住和操纵物体。在之后的几年里，假肢开始由更轻的材料制成，如铝，这使得它们更容易操作和使用。1961 年，麻省理工学院人工智能实验室的海因里希·恩斯特发明了第一台由计算机操作的机械手。1963 年，第一款用于帮助残疾人的机械臂问世。

20 世纪早期为踝关节以上截肢者而设计的假肢

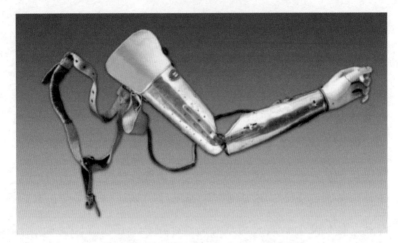

20 世纪 20 年代用轻质铝制成的左臂假肢

每个截肢者都是独一无二的，每个假肢都是定制的。假肢可以通过多种方式控制。巴利夫的方法从 19 世纪开始就一直在被使用，通过背带连接肩膀上的电缆来控制假肢手臂，而肩膀会以某种方式移动来控制假肢装置。由电动机驱动的假肢可以通过开关或按钮来控制，能够执行不同的任务。

仿生学

仿生学是一门以生物系统为模型构建人工系统的科学。现在的修复学家在工程学、解剖学和生理学的交叉领域进行研究。人工耳蜗是仿生学早期的伟大成就之一，由威廉·豪斯于 1961 年发明，它是治疗耳聋的有效方法。内耳耳蜗损伤是听力丧失的主要原因。人工耳蜗不仅仅是一种助听器，它绕过了受损的内耳耳蜗，直接刺激听觉神经。人工耳蜗由外部麦克风（用于探测声音）、处理器（用于将声音转换成电信号）和发射器组成。手术植入的部件会将电脉冲传输到听神经附近的电极阵列。

2018 年，明尼苏达大学的研究人员使仿生眼成为现实。他们使用定制的 3D 打印机，首先在半球形的玻璃圆顶内部打印了一个银色颗粒的底座。然后他们用半导体聚合物材料打印光电二极管，这种器件可以把光转换成电信号。接着他们在银色颗粒的底座上制造了一个仿生眼，可以将光转化为电。这种"眼睛"暂时还不适合移植到人类身体上，研究人员正在寻找使用更柔软、更有效的替代材料。我们还必须找到一种方法，把眼睛发出的信号转换成大脑可以解释为视觉的东西。

1998 年 8 月，世界上第一个仿生手臂，被称为爱丁堡模块化手臂系统（EMAS），在爱丁堡玛格丽特王妃医院被安装到坎贝尔·艾尔德身上。

这只手臂是由苏格兰发明家戴维·高研发的，它是第一个通过电子微传感器控制肩膀、肘部、手腕和手指的机械臂，重量只有 1.8 千克，金属和塑料的 EMAS 比自然手臂轻，便于移动。戴维在 2007 年继续研发了 i-Limb，这是第一个拥有五个可独立活动的手指的人造手。每根手指都由一个马达提供动力，当传感器显示有足够的压力施加到拿着的东西上时，马达就会自动关闭，这有助于防止使用者意外压碎东西。当手指和拇指一起放下时，它们会形成一种"力量握把"，用来拿较大的东西。i-Limb 的内置计算机可以通过预设的握把数量进行编程，用户可以通过特定的肌肉运动学习触发握把。

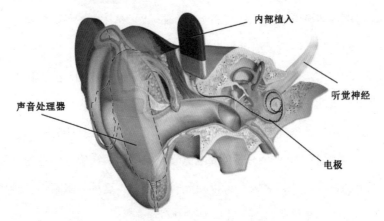

内部植入

听觉神经

声音处理器

电极

耳蜗植入物在耳中的位置

　　同样在 2007 年，美国海军陆战队前队员克劳迪娅·米切尔成为第一位安装了仿生手臂的女性。外科医生将她断臂上的神经重新定向到她的胸肌上，她可以通过收缩胸肌向机器人肢体发送信号。

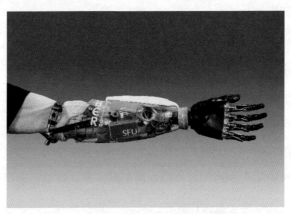

加拿大残奥会滑雪运动员丹尼·雷顿（Danny Letain）的仿生手臂是
由西蒙弗雷泽大学研发的

"铁肺"和呼吸机

20 世纪，许多机器被用来取代衰竭的器官。"内胆式"呼吸器，也称"铁肺"，是由哈佛大学公共卫生学院的菲利普·德林克和路易斯·阿加西·肖研发的，目的是帮助小儿麻痹症患者。小儿麻痹症的症状之一是胸部肌肉麻痹，患者无法独立呼吸。"铁肺"基本上是一个密封的金属盒子，大到足以容纳一个人，风箱用于将空气吸入和排出。患者的整个身体被包裹在盒子里，患者的头从一个橡胶密封圈里伸出来。风箱降低了箱子内的压力，使患者的胸部膨胀；当压力恢复正常时，胸部再次缩小。1928 年，它被用来拯救一个 8 岁女孩的生命。当 20 世纪 50 年代研制出一种有效的小儿麻痹症疫苗后，对"铁肺"的需求就减少了。

如今的医院仍然需要帮助患者呼吸的机器。呼吸机通过插入气管的呼吸管将空气吹入肺部。现代呼吸机多用于重症监护病房和急症病房，与老式的"铁肺"相比，它的优点是更容易接近患者。约翰·黑文·爱默生，对铁肺的原始设计做了很多改进，并在 1949 年为麻醉患者发明了机械呼吸辅助器。在手术中使用肌松药是为了使手术更加容易进行，同时也使患者的呼吸肌麻痹，所以需要一个呼吸机来保持患者的呼吸顺畅。

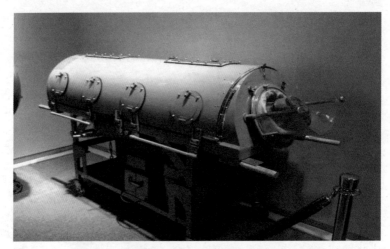

典型的"铁肺",侧面的舷窗使医生能够接近患者

人造器官

直到 20 世纪中叶,如果患者被诊断为肾功能衰竭实际上等于被判了死刑。如果肾脏无法从血液中过滤有害物质(如尿素),身体就不能正常运转。第一个尝试透析的医生是德国盖森大学的格奥尔格·哈斯,他于 1924 年尝试通过薄膜对血液进行人工过滤。哈斯的透析器使用的是一种以纤维素为基础的膜管,尺寸大小不一。然而,在实验中没有患者存活了下来。

1945 年,荷兰内科医生威廉·科尔夫对一名 67 岁的急性肾功能衰竭患者进行了为期一周的透析,这是一大突破。科尔夫使用了一个他发明的旋转鼓形人工肾脏,这个肾脏是用一种叫作玻璃纸的新材料制成的。科尔夫使用的材料很容易找到,他从香肠皮中得到玻璃纸,然后利用空的食品罐头盒来制造机器。科尔夫的机器在波士顿的彼得·本特·布里格姆医院进行了改进。这台改良后的机器被称为"科尔夫·布里格姆人工肾脏"，被运往世界各地的医院。通过治疗肾功能衰竭的士兵，这种机器的价值被证明。1947 年，瑞典医生尼尔斯·阿尔沃尔（Nils Alwall）开创了超滤技术，用于去除血液中多余的水分。

1960 年，美国的贝尔丁·斯克里布纳（Belding Scribner）取得了新的进展。"斯克里布纳分流器"是一个附着在身体上的小板，通常在手臂上，其中一根套管通过外科手术植入静脉，另一根植入动脉。在体外，套管因循环短路或分流而连接，可以打开并连接到透析器。它提供了一种相对简单的进入患者循环系统的方法，能够使慢性肾脏疾病患者接受透析治疗。1962 年，完全由柔性材料制成的改进型分流器被引进了。1966 年，迈克尔·布雷西亚（Michael Brescia）和詹姆斯·西米诺（James Cimino）发明了一种技术，他们把手臂上的动脉和静脉连接起来，使针头可以更容易地被放置在形成的动静脉瘘中。

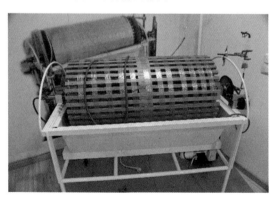

威廉·科尔夫发明的第一台透析机的复制品

如今，透析已成为慢性和急性肾功能衰竭的首选治疗方法。1964 年，中空纤维透析器问世，它使用许多毛细管大小的中空膜来扩大的表面积，使血液的过滤更加有效。

　　除了透析，威廉·科尔夫还参与了人工心脏的研究。1950 年，在俄亥俄州的克利夫兰诊所工作时，科尔夫发明了一种泵式氧合器，使心脏手术成为可能。科尔夫还与阿库苏合作，于 1957 年为一只狗植入了人工心脏，这只狗在手术后活了 90 分钟。1962 年，阿根廷的多明戈·利奥塔（Domingo Liotta）研发了人工心脏，术后患者存活了 13 个小时。1969 年，利奥塔和登顿·库勒（Denton Cooley）进行了人工心脏移植手术。

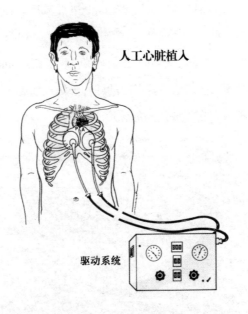

人工心脏植入

驱动系统

贾维克 7 号人工心脏系统的示意图

　　1967 年，作为犹他大学（University of Utah）生物医学工程研究所的所长，科尔夫和他的团队开发了一系列人工心脏，这些人工心脏以负责该特定装置的小组成员的名字命名。1982 年 12 月，一位名叫巴尼·克拉克的退休牙医成为贾维克 7 号（Jarvik-7）人工心脏的第一个接受者，在接受移植后，他活了 112 天。贾维克 7 号的主要问题是需要庞大的设备来维护它，因此患者无法离开医院。贾维克 7 号有两个空气动力泵，可以模仿存活心脏的功能，从而将血液推入人工心脏。不过人工心脏仍然十分昂贵，通常被用作在找到人类供体心脏之前维持生命的替代品。

机器学习

机器学习是数学和计算机科学的结合，研究计算机从数据中学习的方式。计算机可以在数据中找到人类不易发现的关系。伦敦帝国理工学院和哥廷根大学的科学家发现，在使用新的仿生手时，基于机器学习的控制能产生更自然、更流畅的动作。这只手包含 8 个电极，用来接收和放大来自患者残肢的微弱电信号，并将其发送到微型计算机上，而微型计算机也安装在假肢上。

Eve 是曼彻斯特大学的人工智能机器人，它利用机器学习技术来加速新药的研发进程。从成千上万的化合物中筛选出一种对人体有积极疗效的物质是一个高度劳动密集型的过程，可能需要数年时间才能完成。Eve 机器人每天能够筛选超过 10000 种化合物，从而找到那些相对有效的化合物作为合适的候选药物。我们可以通过多次重复测试以减少误报的可能性，筛选那些可能有毒或存在副作用的药物，预测可能会在测试中取得更好的效果的新化合物。

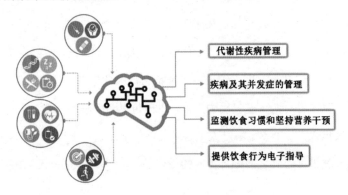

机器学习的众多医学用途

未来医疗技术将把我们带向何方是一件值得期待的事。Eve正在加速寻找新药，并绘制传染病传播的地图。干细胞研究开辟了利用人体自身细胞作为修复小组，对受损器官进行"当场"替换的可能性。基因组编辑技术的进步使基因治疗的益处触手可及，有可能阻止囊性纤维化等疾病的发生。尽管现在的技术可能会令过去的医学先驱们感到惊讶，但他们肯定会理解我们试图实现的目标——更好地回答我们一直以来对医学提出的问题：我们为什么会生病？我们该怎样治疗疾病呢？

本书中文简体版专有翻译出版权由 Arcturus Publishing Limited 授予电子工业出版社。未经许可，不得以任何手段和形式复制或抄袭本书内容。

版权贸易合同登记号　图字: 01-2020-0913

图书在版编目（CIP）数据

爆炸医学史 / （英）罗伯特·斯奈登（Robert Snedden）著；芦东昕，李力，李青峰译. —北京：电子工业出版社，2020.6
（有趣得一口气读完系列）
书名原文: GREAT BREAKTHROUGHS IN MEDICINE
ISBN 978-7-121-38230-7

Ⅰ. ①爆… Ⅱ. ①罗… ②芦… ③李… ④李… Ⅲ. ①医学史—世界—通俗读物 Ⅳ. ①R-091

中国版本图书馆 CIP 数据核字（2020）第 009662 号

责任编辑：黄　菲　　文字编辑：刘　甜　　特约编辑：白俊红
印　　刷：中国电影出版社印刷厂
装　　订：中国电影出版社印刷厂
出版发行：电子工业出版社
　　　　　北京市海淀区万寿路 173 信箱　　邮编 100036
开　　本：720×1 000　1/16　印张：14.75　字数：205 千字
版　　次：2020 年 6 月第 1 版
印　　次：2020 年 6 月第 1 次印刷
定　　价：75.00 元

凡所购买电子工业出版社图书有缺损问题，请向购买书店调换。若书店售缺，请与本社发行部联系，联系及邮购电话：（010）88254888，88258888。

质量投诉请发邮件至 zlts@phei.com.cn，盗版侵权举报请发邮件至 dbqq@phei.com.cn。

本书咨询联系方式：1024004410（QQ）。